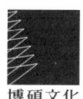

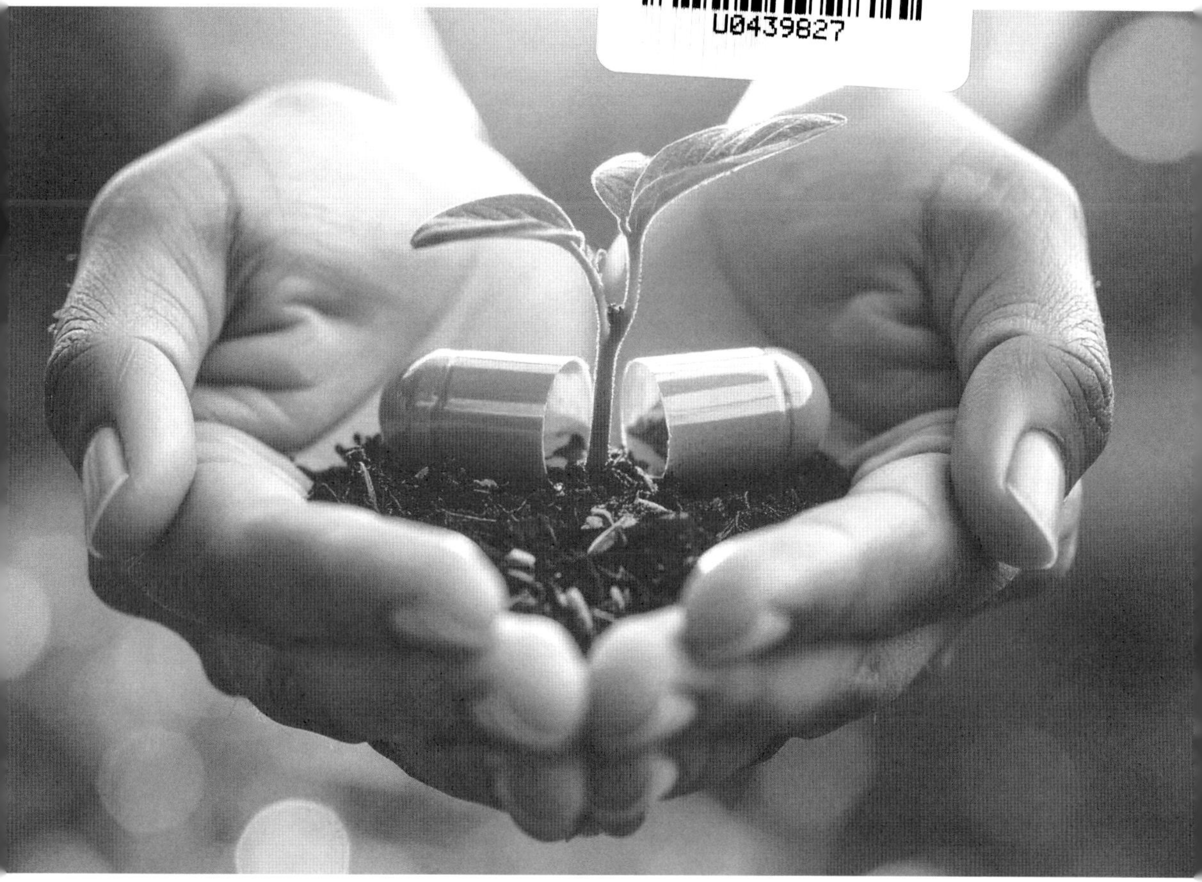

無藥人生
啟動自癒力的健康新選擇

- 擺脫藥物迷思，找回真正的健康主導權！
- 藥不是萬靈丹，更不是健康的代名詞。
- 你吃下的藥，真的對你有幫助嗎？
- 你的身體，擁有比藥物更強大的力量。

Kevin Chen 著

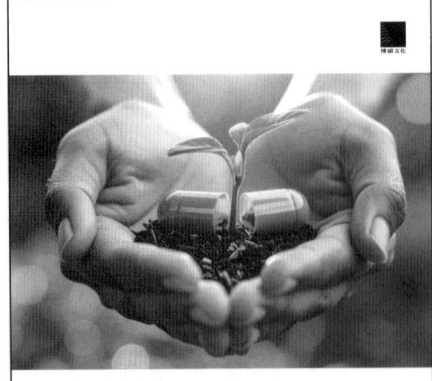

作　　者：Kevin Chen
責任編輯：林楷倫

董 事 長：曾梓翔
總 編 輯：陳錦輝

出　　版：博碩文化股份有限公司
地　　址：221 新北市汐止區新台五路一段 112 號 10 樓 A 棟
　　　　　電話 (02) 2696-2869　傳真 (02) 2696-2867

發　　行：博碩文化股份有限公司
郵撥帳號：17484299　戶名：博碩文化股份有限公司
博碩網站：http://www.drmaster.com.tw
讀者服務信箱：dr26962869@gmail.com
訂購服務專線：(02) 2696-2869 分機 238、519
（週一至週五 09:30～12:00；13:30～17:00）

版　　次：2025 年 5 月初版一刷

博碩書號：MO22505
建議零售價：新台幣 450 元
Ｉ Ｓ Ｂ Ｎ：978-626-414-220-5
律師顧問：鳴權法律事務所 陳曉鳴律師

本書如有破損或裝訂錯誤，請寄回本公司更換

國家圖書館出版品預行編目資料

無藥人生：啟動自癒力的健康新選擇 / Kevin Chen 著. -- 初版. -- 新北市：博碩文化股份有限公司, 2025.05
　面；　公分

ISBN 978-626-414-220-5 (平裝)

1.CST: 藥學 2.CST: 藥物作用 3.CST: 自體免疫 4.CST: 健康食品

418　　　　　　　　　　　114005936

Printed in Taiwan

商標聲明

本書中所引用之商標、產品名稱分屬各公司所有，本書引用純屬介紹之用，並無任何侵害之意。

有限擔保責任聲明

雖然作者與出版社已全力編輯與製作本書，唯不擔保本書及其所附媒體無任何瑕疵；亦不為使用本書而引起之衍生利益損失或意外損毀之損失擔保責任。即使本公司先前已被告知前述損毀之發生。本公司依本書所負之責任，僅限於台端對本書所付之實際價款。

著作權聲明

本書著作權為作者所有，並受國際著作權法保護，未經授權任意拷貝、引用、翻印，均屬違法。

博碩粉絲團　歡迎團體訂購，另有優惠，請洽服務專線
　　　　　　(02) 2696-2869 分機 238、519

前言

不依賴藥物的健康人生

隨著現代醫學的快速發展，藥物治療已經成為了我們生活的一部分，但我想和大家說明的是「藥物並不是通向健康的唯一途徑」這也是本書的核心。

藥物只是我們面對疾病的輔助工作，並不是治療疾病的根本手段，而真正幫助我們面對疾病、戰勝疾病的從來就不是藥物，而是我們免費並強大的自體免疫系統。

今天有很多人都被藥物控制著，雖然短期內症狀得到了緩解，但長遠來看，健康並沒有真正恢復。許多患者甚至發現自己在「吃藥─緩解─吃更多藥」的惡性循環中逐漸迷失。事實是，許多人並不需要長期服藥，他們的症狀並非藥物本身能夠真正解決。為什麼？因為他們的病根並不在「藥物缺失」，而在生活方式、情緒狀態、飲食習慣以及精神層面的不平衡上。如果我們只是單純依賴藥物，不去觸及這些深層次的原因，那麼患者即便是「康復」，也可能僅僅是表面現象，甚至會因為藥物帶來的副作用而出現新的問題。

大多數人面對疾病時，第一個想到的就是吃藥，但是很少人意識到藥物的使用所隱藏的副作用。當然，藥廠與醫生在很多時候也不會告訴患者使用藥物，或者長期使用一些藥物之後會發生的後遺症，以及隱藏與引發的健康危機與風險。

認識「藥物並不是通向健康的唯一途徑」，並不是為了否定藥物的作用，而是希望讓大家能在藥物之外，找到一種更加自然和可持續的康復方式。不可否認的是，一些藥物的使用確實能在一定程度上遏制了疾病的進一步進展，從而為我們的自體免疫系統的修復爭取了時間，並藉此達到治癒與自癒的效果。

從醫學角度來說，絕大多數藥物的成分在自然界中並不存在，對我們的身體來說，藥物本質上是一種「外來者」，不可避免地會產生一些負擔。這也是為什麼我們經常聽到「是藥三分毒」這句話的原因。藥物的本質是一種干預，它可以在急症時迅速發揮效果，比如緩解劇痛、控制急性發炎等。我並不否認這種應急性作用的必要性，但一旦將這種作用持續放大、過度依賴，就會打破身體的自然平衡。

說到底，健康的根本不僅在於「治病」，還在於「養生」，在於如何保持身體的平衡、穩定和自我修復能力。在這樣的基礎上，首先，每個人都應該充分瞭解自己所服藥物的作用和可能帶來的副作用，然後根據自身的情況進行權衡。這種「知情選擇」是我們獲得健康的第一步。

在充分認識藥物、瞭解藥物的情況下，我們還應該學會尋找健康的平衡點。這是什麼意思？要知道，健康並不單單指身體健康，如果我們只是關注身體而忽視心靈，健康註定難以持久。以飲食為例，俗語言「人如其食」（You are what you eat），飲食不僅關係到身體的營養攝入，還影響著情緒、精神狀態。許多現代慢性疾病，如高血壓、糖尿病等，都與飲食密切相關，而透過適當的飲食調整，不僅可以減輕體重、改善血脂，還能夠調節免疫系統，促進身心平衡。

另外，情緒和精神狀態對健康的影響同樣不可忽視。比如一些情緒管理、正念冥想，這些方法看似簡單，但對許多慢性疾病患者來說卻有著顯著的效果。長時間的情緒緊張、焦慮會引發身體的各種不適症狀，而透過放鬆、釋放情緒，我們可以緩解這些不適，進而逐步恢復身心的平衡。

總而言之，我們每個人都有屬於自己的一條健康之路。正如我在開頭就提到的，藥物只是恢復健康的一部分，並不是唯一的途徑。透過適當的飲食、合理的鍛鍊、積極的心態，我們可以讓身體在藥物之外找到平衡，獲得更加長久的健康。本書正是在此基礎上，從吃藥的迷思、毒副作用的真相、抗生素危機、慢性病的用藥管理、被誇大的藥物作用、保健品等多方面，對如何客觀、理性地看待藥物提供了深入、全面的闡述和分析，並針對性地給出了改善健康、不再需「藥」的方法。本書文字表達通俗易懂，易於理解，富於趣味，內容上深入淺出，循序漸進，適宜閱讀。

最後，想跟大家說的是，健康不僅是「無病」，更是一種生活的品質和幸福感，每一位讀者都是自己健康的主人。希望透過這本書，能夠幫助大家在醫生的指導下，逐步減少對藥物的依賴，找到一種更自然、可持續的健康生活方式。健康的本質在於與身體合作，而不是一味地「控制」它。願大家在這本書中，找到屬於自己的健康智慧，從藥物的束縛中解放出來，迎接更健康、更充實的生活。

目錄

CHAPTER 1 吃藥的迷思

1-1 是藥三分毒 1-2
1-2 藥治病，還是藥致病？ 1-7
1-3 藥物傷人人不知 1-10
1-4 你真的需要吃那顆藥嗎？ 1-13
1-5 免疫系統就是最好的「藥」 1-18
1-6 不用吃藥的三大理由 1-20

CHAPTER 2 毒副作用的真相

2-1 副作用才是真疾病 2-2
2-2 類固醇藥物：用了就不能停？ 2-15
2-3 骨質疏鬆藥，讓骨骼更脆弱了？ 2-21
2-4 消化道疾病可以長期用藥嗎？ 2-25
2-5 解熱鎮痛藥的弊端 2-27
2-6 治療過敏性鼻炎，關鍵不是用藥 2-36
2-7 癌症的過度治療 2-40
2-8 失眠要吃藥嗎？ 2-44
2-9 中成藥會更好嗎？ 2-49

CHAPTER 3 抗生素的耐藥危機

3-1 掀起一場沉默的海嘯 3-2
3-2 細菌耐藥性是怎麼產生的？ 3-8

目錄

3-3 ｜ 濫用抗生素的代價 3-15

3-4 ｜ 不要小看抗生素的副作用 3-18

4
CHAPTER

沒有必須吃一輩子的藥

4-1 ｜「三高」一定要吃藥嗎？ 4-2

4-2 ｜ 小心高血壓的標準值陷阱 4-4

4-3 ｜ 你有降血壓藥依賴症嗎？ 4-10

4-4 ｜ 降血壓藥吃越多，身體越糟糕？ 4-14

4-5 ｜ 不要對血糖值太苛刻 4-20

4-6 ｜ 血脂高一點也沒事 4-25

4-7 ｜ 膽固醇藥物並不是必需的 4-31

5
CHAPTER

被宣傳出來的「疾病」

5-1 ｜ 憂鬱症的人越來越多了？ 5-2

5-2 ｜ 很多精神疾病，是被製造出來的 5-9

5-3 ｜ 抗精神病藥物的停藥原則 5-15

5-4 ｜ 被推廣的「骨質疏鬆症」 5-19

5-5 ｜ 女性偉哥：性慾低下也是病？ 5-21

5-6 ｜ 更年期需要吃藥嗎？ 5-22

5-7 ｜ 過敏性疾病的泛化 5-26

v

目錄

CHAPTER 6　保健品是智商稅嗎？

- 6-1　保健品不能當藥吃 6-2
- 6-2　維生素，不是吃越多越好 6-5
- 6-3　膠原蛋白能讓你回春嗎？ 6-7
- 6-4　輔酶 Q10 真的這麼神嗎？ 6-9
- 6-5　排毒保健品，到底在排什麼毒？ 6-12
- 6-6　沒有提高免疫力的保健品 6-14
- 6-7　你吃的保健品可能會傷害你 6-19
- 6-8　保健品代替不了健康飲食 6-21
- 6-9　靈芝並不是防癌神藥 6-24

CHAPTER 7　不再需「藥」的秘訣

- 7-1　體檢並不是「非做不可」 7-2
- 7-2　為什麼「病由心生」？ 7-4
- 7-3　依賴藥物的人是怎麼想的？ 7-14
- 7-4　改善慢性炎症很重要 7-16
- 7-5　慢性炎症背後，高糖飲食作祟 7-20
- 7-6　高脂飲食如何導致慢性炎症？ 7-25
- 7-7　抗發炎飲食怎麼吃？ 7-30
- 7-8　改善腸道菌群是抗病關鍵 7-37
- 7-9　如何保持腸道菌群平衡？ 7-46
- 7-10　提高免疫力，學會動起來 7-50
- 7-11　放輕鬆：偶爾偷懶不會毀掉健康 7-53

1
CHAPTER

吃藥的迷思

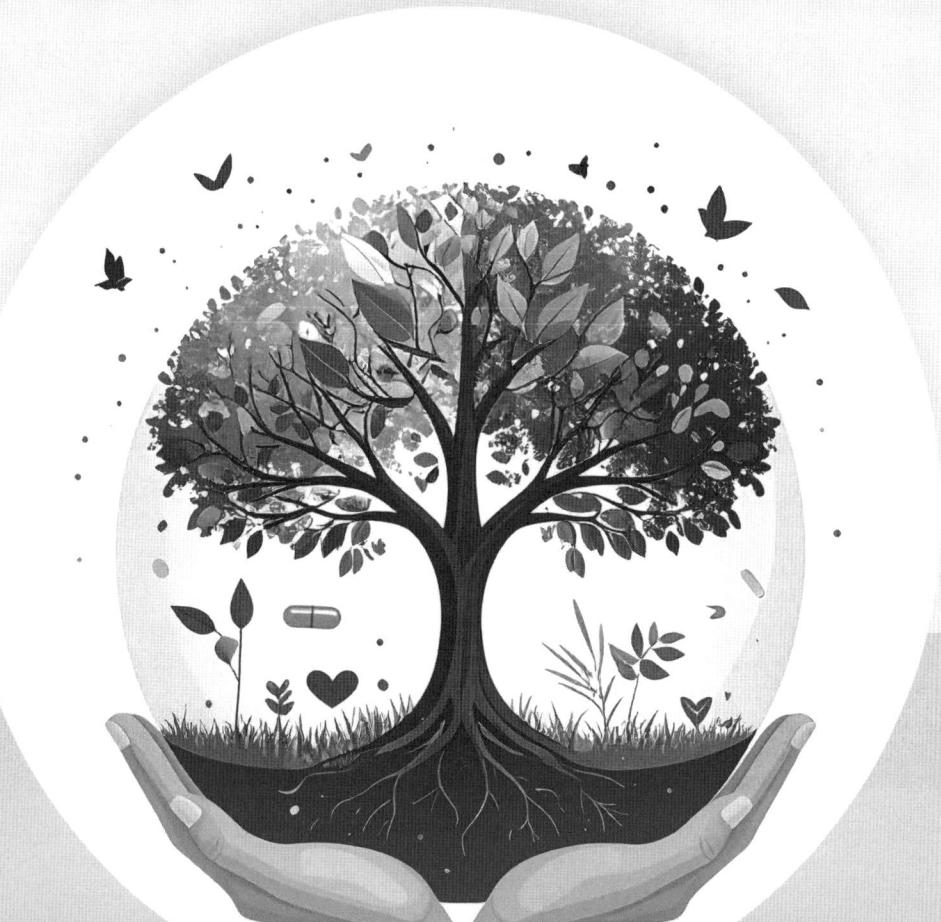

1-1 | 是藥三分毒

「是藥三分毒」這句古老的中國諺語流傳了幾千年，今天仍然被人們廣泛使用。事實也確實如此，不管是西藥還是中藥，都有不良反應和毒副作用的可能。

哪怕是我們所吃的食物，如果過於單一與長期的超量，也會引發一些不良反應與副作用，最明顯的副作用就是肥胖與身體慢性炎症的發生。包括今天很多人信奉與使用的保健品，如果長期與劑量的不合適，將會對身體造成不可逆轉的傷害，甚至會促使癌症的發生。其中藥物對於劑量的要求尤為嚴格，其背後就是因為所隱藏的毒副作用。

西藥大多來源於化學合成，現代醫學發展出了很多非常有效的藥物，比如抗生素、止痛藥、抗癌藥等，給無數患者帶來了健康和希望。可是，化學合成的藥物在發揮療效時，也常常對人體產生一定的毒副作用。

比如，你感冒了，去醫院問診，醫生給你開了些抗生素。抗生素的主要作用是殺滅導致你感冒的細菌，可它並不會只針對「壞」細菌下手，還會順便消滅一些「好」細菌。我們的腸道裡住著大量的益生菌，它們在幫助消化、維護腸道健康。可當抗生素誤傷了這些益生菌，腸道的平衡就會被打破，你可能會感到腸胃不適，甚至拉肚子。這樣一來，本來是為了治感冒的藥，卻讓你多了個腸胃問題。這就是毒副作用帶來的麻煩。

再比如許多人都熟悉阿斯匹靈。阿斯匹靈是個「萬能藥」，常用於止痛、退燒、預防心腦血管疾病等。雖然阿斯匹靈很「萬能」，但它的

副作用也不可忽視。阿斯匹靈主要是透過抑制身體裡一些酶的活性來發揮止痛和消炎作用，但這些酶不僅僅存在於我們頭痛的地方，也存在於我們的胃黏膜中。長期服用阿斯匹靈，可能會抑制胃黏膜的保護功能，讓胃壁變得脆弱，久而久之，胃潰瘍甚至胃出血就可能找上門了。

阿斯匹靈的藥物機制就是透過稀釋血液，減少血液凝結。而阿斯匹靈以及布洛芬（Motrin IB、Advil 等）和萘普生鈉（Aleve）等藥物都可以稀釋血液，減少血液凝結。儘管每天服用阿斯匹靈這類藥物可以預防血栓性中風，但會增加出現出血性中風的風險。出血性中風又稱顱內出血。

還有抗癌藥物，尤其是放療與化療的癌症藥物，這類抗癌藥物儘管理論上是對抗癌細胞的利器，能有效抑制癌細胞的生長和擴散。可是，這類抗癌藥的殺傷力並不局限於癌細胞，它們往往會「無差別攻擊」，連同身體裡的健康細胞也一起傷害。這就是為什麼很多癌症患者在化療過程中會出現脫髮、嘔吐等不良反應。因為化療藥物也在傷害頭髮毛囊細胞和消化系統的細胞。這些健康細胞和癌細胞一樣，都是快速分裂的細胞，而抗癌藥物的作用機制就是阻止這些細胞的快速生長，所以它們無法區分敵我，直接「一網打盡」。

藥物的這種副作用就像一把「雙刃劍」，它在對抗疾病的同時，也可能對身體的其他部位造成一定傷害。而這種毒副作用的大小，往往和藥物的劑量有很大的關係。如果藥物的劑量控制得當，藥效往往能超過副作用，但如果劑量過大，不僅治不好病，反而可能讓身體遭受更大的損害。

舉個例子，撲熱息痛（也叫對乙醯胺基酚）是一種常見的退燒藥和止痛藥。很多人感冒發燒或者頭痛時都會用它，但如果你一次性服用過量，它會對肝臟造成非常大的負擔。這是因為，撲熱息痛在肝臟裡代謝，如果一次性攝入過多，肝臟就來不及處理，會產生大量的有害物質，可能導致急性肝損傷，嚴重的情況下甚至會引發急性肝衰竭。所以，哪怕是看起來很「普通」的藥，也不能隨便多吃，劑量必須嚴格遵守醫囑。正是因為藥物劑量的控制如此重要，才會有那麼多關於安全用藥的提醒。

中藥都有「毒」？

一提到中藥，很多人可能第一反應是「安全、天然、沒有副作用」。畢竟，中藥是從植物、動物或礦物中提取出來的，很多中藥成分還能作為食材來食用。比如，大家熟悉的枸杞、紅棗、山藥，平時煲湯或者熬粥的時候，都是常見的「養生」食材。實際上，中藥雖然源自自然的草木、動物和一些礦物質等，但中藥毒不良反應和毒副作用仍然不容忽視。

古代醫學認為，中藥都是有「毒」的。這個「毒」並不只是我們通常理解的那種「有毒、害人」，而是指中藥在治療過程中可能對身體產生的一些毒副作用，或者說藥物本身所帶來的潛在風險。

古醫書中將中藥按照毒性強弱依次分為：大毒、常毒、小毒、無毒，像《黃帝內經》裡的《素問‧五常政大論》就講：「大毒治病，十去其六；常毒治病，十去其七；小毒治病，十去其八；無毒治病，十去其九，穀肉果菜食養盡之，無使過之傷其正也。」

這段話用現代通俗的語言來說，就是中藥的毒性分為不同的等級，根據毒性大小，治療的效果和風險也不同。比如「大毒」的藥物，療效強，但同時風險也高，藥效可能只能達到60％，剩下的40％是身體可能承受的風險；而「常毒」和「小毒」的藥物，療效相對較強或較弱，風險也成比例地減少；至於「無毒」的藥物，療效達到90％，但仍需透過飲食等方式來調養，避免「過量」傷及身體。也就是說，連所謂的「無毒」藥物，都要謹慎使用，過量服用也可能會損害身體的正氣。

不僅古代中醫早有認識，現代醫學也同樣承認中藥的毒性。現在的《中華人民共和國藥典》裡對中藥毒性也有詳細的分級，主要分為大毒、有毒和小毒三級。這個分類的目的，是為了讓醫生在使用中藥時能夠準確把握它們的風險和療效，避免因為使用不當導致中毒反應或者其他副作用。

舉個例子，像附子和烏頭這樣的中藥，早在古代就被認為是「有毒」的。它們通常用於治療風濕、寒症等病症，療效非常顯著，但毒性也非常強。如果使用不當，可能會導致中毒，症狀包括心跳減緩、呼吸困難，嚴重的甚至可能危及生命。因此，這類藥物在使用時一定要特別小心，通常都需要經過嚴格的炮製和特殊處理，以減輕其毒性。

再比如，馬錢子，這是一種治療風濕、肌肉疼痛的中藥，但它含有劇毒成分馬錢子鹼。如果誤用或用量控制不當，可能導致神經系統中毒，甚至呼吸衰竭。因此，現在的藥典裡對馬錢子的使用有著非常嚴格的規定，必須在專業醫生指導下，經過精確的劑量控制和炮製，才能確保用藥安全。

再比如，苦杏仁這種中藥很多人都聽說過，尤其是它的止咳功能特別出名。苦杏仁中的有效成分可以幫助緩解咳嗽，潤肺平喘，但它同時含有一種叫氰甙的物質，這種物質在體內會被分解成氫氰酸，而氫氰酸是一種劇毒物質。如果一次性服用過量，可能導致中毒反應，出現頭暈、呼吸困難，嚴重時甚至可能危及生命。

我們還可以再舉個例子，就是備受爭議的一位毒性藥物硃砂。硃砂在中藥使用中的功效與作用通常用於清心鎮驚、安神明目、解毒，用於治療心悸易驚、失眠多夢、癲癇發狂以及小兒驚風、視物昏花、口瘡、喉痹、瘡瘍腫毒等。但硃砂可以說是一種劇毒物質，化學名為硫化汞（HgS），這種礦石是提煉汞元素的最常見來源。這種物質如果使用不當，就會導致非常明確的中毒，通常急性中毒的症狀為急性胃腸炎，包括腹痛、噁心、嘔吐、腹瀉，嚴重者出現膿血便、少尿、無尿、尿毒症、昏迷等。而慢性中毒症狀則會出現口腔金屬味、口腔黏膜潰瘍、牙齦炎、嘔吐血樣物、腹痛、腹瀉、視物模糊、精神紊亂、少尿、無尿、腎功能衰竭等。

很多人可能會覺得奇怪，既然中藥是從植物、動物甚至礦物中提取的，為什麼還會有毒呢？其實，天然不等於無害。中藥雖然來源於大自然，但它們的成分中包含很多活性物質，這些物質在人體內發揮療效的同時，也可能會引發一些不良反應。我們平時吃的蔬菜、水果都很安全，但如果你大量吃某一種食物，也可能會對身體產生影響。

而中醫治療中的中藥，儘管來源於大自然，由於長期基於經驗主義而非現代科學技術的研究，導致中藥的毒性以及毒理方面缺乏臨床的研究，這也是導致中醫一直無法成為國際上的主流醫學方式的主要

原因。尤其是一些患者在使用了一些劣質的中藥材的處方之後，很有可能就會加重病情，並且會危機生命。其中傳統用於冬令進補的膏方，這是我個人非常反對使用的方式。核心的原因就在於當藥材的毒性無法明確的情況下，透過煎熬的濃縮方式，這種方式在濃縮了藥材有效成本的同時，也大幅度的濃縮與提升了藥材中所含的毒性濃度。

1-2 藥治病，還是藥致病？

不管是西藥還是中藥，藥物的本質是一樣的：它們有可能救人，也有可能傷人。可惜的是，今天的很多人往往只看到藥物帶來的好處，卻忽略了它們潛在的危險，特別是一些藥在治療疾病的同時，也可能引發新的問題。這種因為藥物的使用不當或是個體的特殊反應，反而引發了新的病症的情況在醫學上就被稱為「藥源性疾病」，即「藥致病」。幾乎可以肯定的是，所有用於治療慢性疾病的藥物，在長期使用之後，患者都會患上「藥源性疾病」。

那麼，為什麼藥物在某些時候不僅沒能治好病，反而讓病情更加複雜，甚至引發了新的健康問題？

首先是藥物的毒副作用。從上一節我們已經知道，很多藥物在治療疾病時，不僅僅針對病灶發揮作用，它們往往還會影響到身體的其他部分。這就是我們常說的藥物毒副作用。如果毒副作用比較輕微，比如服用抗生素後出現輕微的腸胃不適，大家可能不以為然。但是，如果藥物的毒副作用比較嚴重，就可能引發更大的健康問題，甚至需

要額外的治療。這時，藥物就不再是單純的「治病」，而是成了致病的原因。

一個常見的例子是長期使用某些消炎止痛藥（比如布洛芬、阿斯匹靈），雖然它們在緩解疼痛、消除炎症方面效果顯著，但同時也可能對胃部產生強烈刺激，長期服用可能導致胃潰瘍，甚至胃出血。這種情況下，藥物不僅沒能完全解決問題，反而帶來了新的麻煩。儘管阿斯匹靈以及布洛芬（Motrin IB、Advil 等）和萘普生鈉（Aleve）等藥物都可以稀釋血液，減少血液凝結。經常使用布洛芬和萘普生鈉可能會增加出血風險。這些藥物和阿斯匹靈一樣，也會導致胃潰瘍。如果同時服用阿斯匹靈和上述任意一種藥物，會顯著增加潰瘍風險。其中阿斯匹靈的長期服用者，會導致凝血功能障礙，從而引發各種出血，如皮膚紫癜、瘀斑、牙齦出血、消化道出血、泌尿道生殖系統出血、手術出血，以及腦溢血（顱內出血）風險的增加等。這就是典型的藥致病現象。

除了藥物的副作用，另一個導致藥致病的重要原因是藥物過敏。每個人的體質都不一樣，有些人對某些藥物的成分特別敏感，一旦接觸到這些成分，身體會出現強烈的免疫反應。這種過敏反應可能表現為皮疹、搔癢，嚴重時還可能引發呼吸困難、休克，甚至危及生命。

青黴素是一個典型的例子。雖然青黴素是一種非常有效的抗生素，曾經在戰勝各種細菌感染中立下了汗馬功勞，但它也是導致藥物過敏最常見的藥物之一。有些人在使用青黴素後，會出現皮疹、發熱，甚至過敏性休克，這種嚴重的過敏反應在醫學上被稱為「過敏性休克」，如果不及時處理，可能會有生命危險。

吃藥的迷思

另一個容易引發藥致病的情況是藥物相互作用。在生活中，很多人可能不僅僅在用一種藥，尤其是慢性病患者，常常需要同時服用多種藥物來控制病情。但藥物之間的相互作用可能會導致危險的毒副作用，甚至引發新的疾病。

比如，一些降血壓藥物和某些心臟病藥物如果同時服用，可能會使血壓過低，導致頭暈、乏力，甚至暈倒。再比如，抗憂鬱藥和某些止痛藥一起使用時，可能會加重憂鬱症狀，甚至引發精神問題。這些藥物相互作用的危害在生活中很常見，尤其是老年人或慢性病患者，他們通常需要同時使用多種藥物，這時就需要醫生非常細緻地監控，避免藥物之間發生不良反應。

此外，長期使用某些藥物，雖然在短期內看起來是有效的，但長時間下來，這些藥物可能對身體造成慢性損害。很多人因為慢性疾病需要長期服藥，但這些藥物可能會對肝臟、腎臟等器官產生積累性的損害。

特別是長期服用某些抗生素或抗真菌藥物，可能會對肝臟造成負擔，甚至引發藥物性肝損傷。這種肝損傷通常不會在短時間內表現出來，而是隨著時間的推移慢慢積累，等到症狀明顯時，往往已經對肝臟造成了比較大的傷害。同樣的道理，很多藥物也可能會對腎臟產生慢性影響，尤其是一些治療痛風或高血壓的藥物，長期服用可能導致腎功能衰退。

這些慢性副作用往往容易被忽視，因為它們不是立竿見影的，反而需要經過長時間的積累才會顯現出來。這種情況下，藥物一開始是在治病，但隨著時間的推移，反而成了新的健康威脅。

除了以上提到的各種藥物問題，濫用藥物也是導致藥致病的一個重要因素。如今，很多藥物特別是一些非處方藥物，大家可以隨意購買，結果很多人沒有遵醫囑，自己隨意用藥，甚至增加劑量，結果不但沒有治好病，反而讓身體受到了更大的傷害。

1-3 藥物傷人人不知

任何藥物，既有 A 面，即治病性，又有 B 面，即致病性，奇怪的是，在今天，為什麼這麼多人忽視了藥物可能致病的風險？

事實上，這種現象並不是偶然的，我們已經生活在一個藥物隨處可得的時代，藥物的廣泛普及讓我們產生了一種「藥物無害」的錯覺。

可以說，藥物已經成為了我們生活中不可或缺的一部分，從常見的感冒藥、止痛藥到各種保健品，藥物似乎無處不在。藥店裡的貨架上擺滿了琳瑯滿目的藥物，這讓大家覺得，既然這些藥品合法出售，肯定是安全的。再加上藥品廣告的大肆宣傳，一些藥物被渲染得如同「萬能靈藥」，彷彿只要吃了就能治好任何問題。

然而，藥物廣告通常只會強調藥物的療效，很少會提到它的副作用。比如，某些止痛藥廣告可能會描繪出使用者在服藥後瞬間輕鬆無痛的畫面，卻忽略了藥物可能帶來的胃腸刺激或長期服用的依賴性。久而久之，人們在接觸到這些廣告和藥物時，潛意識裡會認為它們是「安全」的，忘記了任何藥物都有可能帶來副作用。

同樣的情況也適用於保健品。很多保健品雖然不屬於「藥物」，但人們對它們的態度往往更為放鬆。商家經常宣傳這些產品可以「增強免疫力」、「抗疲勞」等，給消費者一種「健康無害」的印象。於是，很多人就長期服用這些保健品，甚至將其作為日常飲食的一部分，根本不考慮這些成分是否會對身體產生積累性損傷。

另一個原因是：現代社會的快節奏生活讓人們更加追求「快速治癒」。大家希望在最短的時間內解決問題，而藥物正好符合這種需求。頭疼了？吃止痛藥；發燒了？馬上來顆退燒藥；肚子不舒服了？直接服用腸胃藥。現代人已經習慣了用藥物來「快速修復」身體的問題，而不願意透過調整生活方式來預防和改善健康狀況。

這種「快速治癒」的心態使得藥物被當作了一個萬能工具，人們彷彿找到了應對所有小毛病的「捷徑」。感冒了，大家往往不考慮休息和多喝水，而是立刻想到感冒藥，希望透過藥物迅速緩解症狀。同樣，頭疼或者肌肉酸痛時，很多人會第一時間選擇吃止痛藥，而不是想想是不是該放慢節奏、緩解壓力。這種依賴藥物解決一切問題的思維方式，導致大家逐漸忽略了藥物的副作用和長期用藥的風險。

更重要的是，藥物並不能徹底治癒很多疾病，而只是緩解症狀。比如，感冒藥不能「治好」感冒，它們只是緩解咳嗽、發燒等症狀，而真正治癒感冒的還是我們的免疫系統。但是，很多人卻把藥物當作「萬能靈丹」，認為只要吃藥就可以徹底解決問題，這種錯誤的認知也讓大家對藥物的依賴加深，而對副作用的警惕卻減少了。

當然，社會環境的變化也在無形中加劇了人們對藥物的依賴。現代生活節奏越來越快，工作和生活中的壓力與日俱增，很多人沒有足

夠的時間和精力去調整自己的生活方式，保持健康。因此，藥物成了他們緩解身體不適的「快捷方式」。工作忙碌、加班熬夜，很多人寧願透過吃安眠藥來保證睡眠，吃止痛藥緩解頭痛，而不是去尋找真正的健康問題所在。再加上科技進步帶來的醫療便利，大家覺得生病有藥吃、疼痛有藥止，似乎健康問題變得可以隨時解決。

另外，許多人藥物知識的匱乏也是造成藥物致病風險的主要原因之一。顯然，並不是每個人都知道如何正確使用藥物，現代社會中的許多人對於藥物的瞭解僅僅停留在「治病救人」這一層面，對於藥物的成分、作用原理以及可能帶來的副作用並不瞭解。特別是對於中藥，很多人直到現在也誤以為它們天然、溫和、沒有副作用。

比如，很多人感冒時就隨便吃點抗生素，認為抗生素可以「百病治」，但實際上抗生素只能對抗細菌感染，而大多數感冒是由病毒引起的，根本不需要使用抗生素。結果抗生素不僅沒起到效果，反而讓體內的細菌產生了耐藥性，今後再需要抗生素治療時，可能會面臨無藥可用的窘境。

藥物知識的匱乏導致很多人對藥物的使用方式存在誤區，隨意用藥、加大劑量、甚至自行配藥的現象並不少見。這種情況下，藥物的副作用和潛在危害往往被忽視，最終導致不必要的健康損害。

那麼為什麼很多人在藥物濫用與保健品濫用的情況下，還沒有患上重大疾病，或者說是一些不可逆轉的疾病呢？這是因為我們自身強大的免疫系統在幫助我們頑強的抵抗這些傷害，如果我們不加以重視，不儘快採取調整的措施，等到免疫系統疲勞的那一刻，癌症確診就會發生。

1-4 | 你真的需要吃那顆藥嗎？

當我們生病去醫院時，很多人都有這樣的期待：醫生會給我們開個藥，讓我們快點好起來。但你有沒有遇到過這樣的情況？你走進診室，醫生仔細檢查完，告訴你：「沒什麼大問題，先觀察一段時間，不需要吃藥。」這時，你的第一反應是什麼？是不是會感到錯愕，甚至不安？有些患者可能還會忍不住問醫生：「能不能開點藥？總得吃點藥才安心吧！」

其實，這種現象在當今的醫療環境中非常普遍。很多人覺得，看病就是為了拿藥，吃藥才是治療的真正開始。如果醫生沒開藥，反而會覺得自己「沒看好病」或者「醫生不負責任」。但事實上，這種對藥物的過度依賴是一個非常普遍的誤解。

當醫生告訴你「先觀察一下，不用急著吃藥」時，其實是出於對你健康的負責。也是經驗豐富的醫生越是知道，在很多情況下，身體的自癒力足夠應對小問題，反而是過度用藥可能帶來不必要的副作用或其他健康風險。醫生希望透過這種方式引導你更加理性地看待藥物，幫助你培養更健康的生活習慣，而不是讓你依賴藥物來解決每一個小病痛。

這個過程可能會讓一些患者感到不安，因為大家已經習慣了「吃藥才是治病」的觀念。尤其是在快節奏的現代社會，大家都希望能迅速解決問題，感冒了就想立刻好，頭疼了也希望立刻見效。但真相是：藥物並不能解決所有問題，有時候反而是我們自己的身體，才是最好的「醫生」。

正確的用藥觀念：服藥前先質疑

如今的醫療現狀似乎正在把藥物推向一種「萬能解決方案」的地位。無論是身體上的不適，還是心理上的問題，大家的第一反應往往都是：先吃點藥吧。

所以，稍微膽固醇高一點，醫生會開降膽固醇的藥；血糖偏高，馬上就有降血糖藥；失眠了？開點安眠藥；情緒低落了？抗憂鬱藥物立刻跟上。這種情況非常普遍，以至於病患和醫生都習以為常。

這種「有病就吃藥」的醫療現狀讓人產生了一種誤解：藥物是解決一切健康問題的唯一辦法。這導致很多人對於藥物的依賴越來越強，而對生活方式的改善、心態的調整卻越來越忽視。其實，這種觀念是不健康的。藥物並不是每次都能治好病，它只是治療的一種手段，而不是萬能鑰匙。

為什麼大家會對藥物如此依賴？其中一個原因就在於製藥公司在利益的趨勢下，透過各種包裝與行銷的方式，包括干預醫學院的研究以及尋找權威醫生代言等方式，盡可能的弱化藥品的危害與副作用，然後盡可能的放大藥物的療效。而另外一個重要原因是，當今醫療環境中，藥物似乎成為了醫生應對患者需求的一種快捷方式。尤其是在一些有明確診療指引的疾病領域，當病人來到醫院，醫生常常面對著高強度的工作壓力，快速看診、迅速開處方成為了常態。醫生或許認為，開個藥可以快速緩解患者的症狀，既讓病人放心，也可以減輕醫生的負擔，同時還可以為醫院創造效益。這種即可以免責，又可以多贏的方式（患者因為購買了藥物而認為疾病獲得可能有效的治療），醫生何樂而不為呢？

吃藥的迷思

但問題在於,很多時候醫生開的藥並不是必須的。其實,膽固醇稍微高一點,可能透過飲食調整和運動就可以恢復正常,但醫生還是習慣性地開了降膽固醇藥。這種情況並不是說醫生不負責任,而是因為開藥成了一個快速解決問題的方式,而病人也往往期待「藥物」能帶來立竿見影的效果。

就以他汀類藥物(英文名 statins)來看,這是西方最常見的降膽固醇處方藥,也是目前中國最常見的藥物之一。在美國,大約有四分之一40歲以上成年人服用它。英國服用該藥的患者人數也高達數百萬。但根據 theNNT(跟蹤藥物臨床有效性)的資料顯示,他汀類藥物對於心血管疾病低風險的人群服用的時候,得出的結論是沒有統計學意義上的顯著的預防死亡率的益處。其中每 217 人中就有 1 人避免了非致命性心臟病發作(心肌梗塞),每 313 人中就有 1 人避免了非致命性中風。而所帶來的危害則更加明顯,每 21 人中就有 1 人經歷過肌肉損傷引起的疼痛,每 204 人中就有 1 人患上糖尿病。

面對這樣的臨床資料,你認為是否有必要使用這類藥物呢?

顯然,對於大眾而言無法有效獲取關於藥物真實評價資訊,同時對於醫學與健康方面的有效性知識獲取方式也相對有限,這種情況在中國大陸,以及一些相對封閉的資訊環境中更加突出。

此外,很多人對於健康的認知還停留在「藥物是救命稻草」的階段。他們覺得,既然醫生開了藥,那就說明吃藥是必需的,甚至認為藥物就是恢復健康的唯一途徑。這種觀念其實大大忽視了人體的自癒能力以及生活方式對健康的影響。我們不能把所有健康問題都寄望於藥物,而應該思考一下,有沒有其他的方式可以改善我們的健康狀況。

正確的用藥觀念應該是「服藥前先質疑」。在吃藥之前，我們需要問自己幾個關鍵問題：「這藥真的有必要吃嗎？有沒有其他辦法可以解決問題？這藥物的副作用是什麼？長期服用會不會有潛在風險？除了藥廠與醫生的介紹之外，真實的臨床效果到底如何？」這些問題其實是我們作為患者必須要認真考慮的。

顯然，並不是所有的病症都必須靠藥物來解決。很多時候，身體的不適可能是暫時的，可以透過調整生活方式、休息、飲食等方法來自然恢復。比如我們身體的免疫系統在幫助我們對抗各種有害病菌的時候，當免疫系統的壓力過大難以應對的時候，免疫系統就會啟動發燒機制來輔助，以達到抑制病毒繁殖的速度，為免疫系統的工作減輕壓力。

然而在我們的實際生活中，有些人因為壓力大、作息不規律而導致失眠，第一反應就是想吃安眠藥，或者一些有助於睡眠的藥物與保健品。其實，很多失眠問題可以透過放鬆、調整作息、減少壓力來改善，吃藥並不是唯一的選擇。

同樣地，輕度的血糖波動、膽固醇偏高等問題也可以透過飲食和運動來調節，而不是一上來就依賴藥物。這些所謂的「慢性問題」其實很多時候都是生活方式的反映，如果能從根本上改變不良的生活習慣，很多問題就可以直接避免。

質疑藥物的另一個重要原因是，我們必須意識到藥物都有副作用。很多人對藥物的副作用瞭解不足，認為只要吃了藥病就會好，而副作用不重要。然而，事實上，每一種藥物都有它的潛在風險。有些

吃藥的迷思

藥物可能在短期內幫助你緩解症狀,但長期使用可能會給身體帶來其他問題。

比如,降血糖藥物在控制糖尿病上有很大的作用,但長期服用可能會對腎臟產生負擔,甚至引發腎功能不全。再比如,常見的安眠藥,雖然能幫助失眠者快速入睡,但如果長期使用,可能會產生依賴性,導致睡眠品質進一步下降,甚至帶來焦慮、憂鬱等心理問題。

還有一些藥物會對肝臟和腎臟產生長期的損害,特別是一些慢性病藥物需要長時間服用,這種情況下,藥物的副作用可能會逐漸積累,最後對身體造成不可逆的傷害。因此,在吃藥之前,我們必須充分瞭解藥物的副作用,問問自己:有沒有其他更安全的選擇?

很多時候,藥物的使用並不是唯一的解決辦法。其實,大多數的健康問題都是可以透過改善生活方式來避免的。而透過改變生活方式來減少對藥物的依賴,不僅能幫助我們避免藥物副作用,還能提升整體的健康水準。畢竟,健康的生活習慣才是長期保持身體和心理平衡的根本。

當然,醫生在這個過程中也扮演著非常重要的角色。醫生需要反思自己開藥的習慣,是否過於依賴藥物來滿足病患的期待?是否意味利益的驅使而盡可能的給患者開藥?同時,病人也要改變對用藥的態度,不要盲目相信「藥物就是萬能的」。在每一次看病時,病患應該主動問醫生:「這藥真的需要吃嗎?有沒有其他替代方案?」讓自己成為健康管理的主動參與者,而不是被動的接受者。醫生和病人之間的良好溝通對於正確的用藥觀念至關重要。醫生可以在病患提出疑問時,解釋藥物的利弊,幫助患者做出理性選擇。而病人也需要瞭解藥物的

副作用和長期用藥的風險，明白生活方式的改善往往比藥物治療更加有效。

需要指出的是，「服藥前先質疑」並不是要我們完全拒絕藥物，而是讓我們在面對醫生開的處方時，多一分思考，多一分自我保護。很多時候，健康的生活方式比藥物更重要，它能夠幫助我們從根本上解決健康問題，減少對藥物的依賴。

因此，在下一次你面對醫生開的藥時，不妨問問自己：「這藥真的有必要嗎？我是否可以透過其他方式改善我的健康？」質疑不是懷疑醫生，而是對自己的健康負責。正確的用藥觀念是理性地看待藥物，既不盲目排斥，也不一味依賴，用最安全、最適合自己的方式去保持健康。

1-5 免疫系統就是最好的「藥」

在今天，當我們生病時，第一反應往往是找藥吃。無論是感冒、發燒還是腸胃不適，我們都習慣性地去藥店買藥，或者向醫生請求藥物治療。藥物在人類歷史上起到了不可忽視的作用，幫助我們戰勝了無數疾病，延長了壽命。

然而，藥物真的能解決一切問題嗎？答案顯然是否定的。藥物不是萬能的，很多時候，我們的身體自身就有強大的恢復能力，完全可以透過「自癒力」來治癒一些常見的疾病。

吃藥的迷思

CHAPTER 1

我們必須認識到，藥物雖然能幫助治療某些疾病，但它並不是萬能的工具。藥物在特定情況下能發揮作用，但並不是每一種病情都需要靠藥物來解決。

比如普通感冒，這是每個人幾乎每年都會經歷的疾病。大多數感冒是由病毒引起的，目前並沒有能夠直接殺死感冒病毒的特效藥。即使你服用了感冒藥，那些藥物也並不是在殺滅病毒或治癒感冒，它們僅僅是緩解症狀，比如退燒、減輕鼻塞或頭痛。

那麼，真正幫助我們戰勝感冒的是什麼呢？是我們的免疫系統。身體會透過自身的免疫機制識別入侵的病毒，製造出專門的抗體，逐漸清除這些病原體。在這一過程中，藥物的作用更多是緩解你的不適感，讓你覺得症狀沒那麼難受，而不是直接解決疾病的根源。醫生之所以有時不建議開藥，而是讓你「多喝水、多休息」，就是因為他們知道你的身體自癒能力足以處理這種病毒感染。

同樣的道理也適用於很多其他輕微的健康問題。比如輕微的腸胃不適、短暫的肌肉酸痛、甚至某些類型的頭痛。這些問題通常透過休息、調節飲食或適當的護理就能自然好轉。藥物在這些情況下並不是必需品，有時甚至會帶來不必要的副作用。我們的身體有能力處理這些問題，只要給它足夠的時間和支持。

事實是，面對疾病，很多人往往忘記了一件事，那就是每個人的身體都有一種與生俱來的能力，叫做「自癒力」。這種神奇的機制讓我們能夠對抗疾病、修復損傷，幫助身體恢復正常。舉個簡單的例子：當你不小心割傷手指時，傷口並不會一直流血。你的身體會迅速啟動自我修復機制，血液開始凝固，形成血痂，傷口逐漸癒合，這個過程

完全不需要任何藥物的介入。你甚至不用塗藥膏，只要保持清潔，傷口就會自然而然地好起來。

這種自癒能力不僅限於小傷口的癒合。在很多疾病的康復過程中，人體的自癒力起著至關重要的作用。感冒之所以能夠痊癒，正是因為身體的免疫系統清除了病毒。腸胃炎的康復同樣是因為身體透過自我調節清除了致病細菌或病毒。而醫生在這個過程中扮演的更多是指導者的角色，他們會建議你如何透過調整生活方式、作息和飲食來促進身體的自癒力，幫助你儘快恢復健康。

也就是說，真正治癒我們疾病的其實不是藥物，藥物從本質上而言只是協助我們的免疫系統，或者是幫助我們的免疫系統爭取更多的時間。可以說，人體最好的醫生就是我們自己，是我們的免疫系統，是我們的免疫力。

1-6 | 不用吃藥的三大理由

可以明確地說，大多數的藥物都不用吃，為什麼呢？我認為有以下三個理由。

第一個理由是：幾乎所有的藥物都有副作用，只是有些副作用比較輕微，或者說在我們人體正常的代謝範圍內，不太容易被察覺，而有些副作用則會對身體產生嚴重的影響。尤其是當你長期服用某些藥物時，這些藥物的毒性與副作用的影響會隨著時間逐漸積累，甚至可能導致新的健康問題。

吃藥的迷思

比如，降血壓藥在控制高血壓方面非常有效，但它們也會帶來一些副作用。常見的副作用包括頭暈、乏力、腎功能受損等。有些人可能因為長期服用降血壓藥，腎臟的過濾功能受到影響，導致腎功能逐漸下降。而當這種情況發生時，往往已經對身體造成了不可逆的損害。

再比如，抗憂鬱藥物雖然能夠緩解憂鬱症狀，但它們也有潛在的副作用，比如體重增加、性慾減退、情緒波動等。有些人長期服用這些藥物，結果發現自己的心理狀況並沒有得到顯著改善，反而因為副作用產生了更多的煩惱。

當然，這裡還有一個非常有趣的現象。在抗鬱抑症藥物被藥廠開發出來之前，我們身邊似乎大部分都是精神正常的人，我們甚至很少聽說患上憂鬱症。而當抗憂鬱症藥物被開發出來，被投入使用之後，我們想再尋找沒有憂鬱症的正常人都變得有些困難。而這種認知的轉變卻發生在極短的時間之內，1991年輝瑞製藥公司發明舍曲林（INN：sertraline）商品名左洛複（Zoloft）、彼邁樂，這種選擇性 5- 羥色胺再吸收抑制劑（SSRI）類抗憂鬱藥之後，憂鬱症就突然在全球範圍內成為了一種類似於感冒一樣正常的疾病。這是為什麼呢？或許正如玩笑所開的，21 世美國向世界輸出了精神病。

還有一種常見的情況是服藥引發的「藥物依賴」。有些藥物，尤其是止痛藥、安眠藥等，雖然能短期內解決問題，但長期使用可能會讓身體產生依賴性。一旦形成依賴，你就會發現自己離不開這些藥物，甚至需要越來越大的劑量才能達到效果，最終不僅沒能解決問題，反而讓身體陷入了更大的困境。

第二個理由是很多人明明沒有生病，卻被診斷為生病，像這種情況開出來的藥根本不用吃。

你有沒有遇到過這樣的情況？你去醫院做了一次體檢，醫生告訴你，血壓有點高，膽固醇也稍微偏高，建議你吃點藥控制一下。明明你自己覺得身體狀況挺好，根本沒感覺不舒服，結果醫生的一句話就讓你成為了「病人」。於是，你開始服用降血壓藥、降膽固醇藥，甚至每年都去複查這些指標，生怕自己「病情加重」。這種情況很常見，而背後其實隱藏了一個很大的問題：過度診斷。

現代醫學的發展讓我們有了非常精密的檢測手段，這本來是好事，能夠提前發現健康問題，防患於未然。但問題在於，很多檢測專案的「正常參考值」其實是人為設定的，而這些參考值有時被訂得太過嚴格，導致很多本來健康的人被診斷為「假性病人」。也就是說，他們的身體可能並沒有真正的問題，但因為某項指標稍微超出標準，就被認為有病，結果開始服用藥物。

舉個例子，血壓的「正常範圍」隨著時間的推移逐漸收緊，很多過去被認為正常的血壓值，現在被定義為高血壓。要理解這個問題，我們就需要瞭解高血壓的標準定義。在 1970 年代，高血壓的診斷標準為 160/95（收縮壓 / 舒張壓）mmHg。之後到了 2003 年美國心血管學會修訂了高血壓的定義標準，重新定義為 140/90（收縮壓 / 舒張壓）mmHg。之後到了 2017 年，美國心血管學會透過官網發佈「2017 成人高血壓指南」，對使用了近 15 年的 2003 版高血壓檢測和治療綱要進行了重新修訂，將高血壓定義標準由之前的 140/90（收縮壓 / 舒張壓）mmHg 降為 130/80 mmHg。

而如果按照之前的定義標準，也就是 2003 年的定義標準，美國大約有三分之一（32%）的人患有高血壓。按照新指南，美國將有一半人口成為高血壓患者，比例上升到近 46%。其中，影響最大的是 40 歲以上的中年人，這個年齡段的高血壓患者人數將急劇增加，據估計小於 45 歲的男士被診斷為高血壓者的人數將增加兩倍，此年齡段的女士被診斷為高血壓的人數將增加一倍。

當然，很多人或許會說過去定義的標準不科學，現在制定的標準更加嚴格，能夠更好的預防心腦血管疾病的發生。可是我們忽略了兩個問題，第一個問題是，2017 年新標準發佈之前，哪怕是 1970 年代更為寬鬆的高血壓標準，之前因為高血壓，或者說沒有服用高血壓藥而引發的心腦血管疾病的死亡率比今天更高嗎？其實真正導致心腦血管疾病而引發的心臟病死亡風險是肥胖。而第二個被我們忽略的問題在於，隨著年齡的增長，身體機能的下降，血管老化與堵塞問題的出現，對於老年人而言，適當的血壓上升是正常與必然的生理現象，也就是說身體會透過增加血壓而讓血液能夠更好的送達到需要的地方。

膽固醇也是一樣，雖然膽固醇偏高可能增加心血管疾病的風險，但它並不是所有人都需要立刻吃藥治療的。很多時候，生活方式的調整，比如飲食、運動，就能幫助這些指標回歸正常，而不需要依賴藥物。

這種過度診斷和過度治療的現象，導致了大量不必要的藥物使用。很多人明明覺得自己沒事，只是血壓或者膽固醇稍微高了一點點，但醫生的一紙診斷書就讓他們開始了長時間甚至終身的藥物治療。而實際上，很多時候，這些藥物是完全沒有必要吃的。

第三個理由則是一個令人瞠目結舌的怪異現象——你有沒有注意到，我們的生活中好像總會不斷出現一些新的病名？每隔一段時間，各種媒體報導就會告訴我們，某種新的病症出現了，並且需要特別的治療。而無巧不巧的是，市面上也總是恰好推出了一些新的藥物來治療這些「新病」。電視廣告上常常會鋪天蓋地地宣傳這些藥物，告訴你它們如何有效對抗這些新的疾病。

這種現象其實反映了現代醫學和製藥行業之間的一種「共生關係」。有時候，新病名的出現似乎是為了配合新藥的上市。製藥公司透過大量的廣告宣傳，讓人們意識到自己可能患有某種疾病，進而推動藥物的銷售。而醫生在面對這些「新病名」時，也往往會選擇開藥治療，因為這似乎是最快捷、最保險的選擇。然而，這些「新病名」真的那麼嚴重嗎？很多時候，這些所謂的新病症其實並不一定需要藥物治療。

舉個例子，過去，人們常常會感覺疲勞，尤其是生活節奏快、壓力大的情況下，時不時感覺累是很正常的。以前，人們通常認為這些疲勞感可以透過休息、調整作息來緩解。然而，近年來，一個名為「慢性疲勞症候群」（Chronic Fatigue Syndrome，CFS）的病名開始出現在大眾視野中。這個病名的出現，似乎給了許多人「感覺疲憊」的具體解釋。許多廣告開始告訴大家，如果你感覺總是累、提不起勁、精神萎靡，那可能不是普通的勞累，而是你患上了「慢性疲勞症候群」。

隨著這個病名的出現，各種保健品和藥品也應運而生，市場上迅速推出了許多號稱可以緩解「慢性疲勞」的產品。這些產品從補充維生素、礦物質，到「能量飲料」，再到一些宣稱能夠調節免疫系統、改

吃藥的迷思

善精力的保健品，幾乎充斥了市場。這些產品廣告通常會渲染現代人普遍存在的疲勞現象，暗示這種疲勞不僅僅是簡單的「累」，而是潛在的健康問題，並且需要透過專門的藥物或保健品來進行干預，這樣一來，很多人就會對號入座，覺得自己可能患上了這種病，因而產生了購買藥品或保健品的需求。

在廣告的影響下，很多消費者開始相信，如果不吃這些保健品，自己的健康可能會惡化。廣告會頻繁地提到各種「解決方案」，讓你覺得這些產品是必不可少的。而醫生在面對患者時，也常常傾向於開一些藥物，尤其是當患者表現出極度焦慮、急於尋求治療時，藥物成為了最快捷的安撫方式。

危險的是，很多人服用這些藥物或保健品後，可能會出現副作用。這些副作用往往在廣告中被弱化，甚至完全不提。比如，能量飲料可能含有高劑量的咖啡因，長期服用可能導致失眠、心悸等問題。再比如，某些號稱能提升免疫力的保健品，實際上可能對肝臟或腎臟產生負擔，長期使用反而對身體有害。因此，在面對這些所謂的新病名時，我們需要保持理性思考，不能盲目跟風吃藥，而是要問問自己：這個藥真的有必要嗎？有沒有其他更安全的方式來改善我的健康？

結合這三方面的原因，我們可以得出結論：大部分藥物其實並不需要吃，尤其是在過度診斷、藥物副作用和「新病名」的影響下，我們往往過度依賴藥物，忽視了其他可以幫助我們恢復健康的方式。藥物的確是治療疾病的重要工具，但它並不是解決一切問題的答案。我們更應該相信自己的身體，透過改變生活方式、飲食習慣以及保持良好的作息來提高自癒能力，減少對藥物的依賴。

大部分的保健品，尤其是提取出來的化學品與濃縮提取物類的保健品，也都沒有吃的必要性。反而在長期服用這類保健品的情況下，會增加患癌症的機率。

　　現代醫療技術的發展讓我們對身體有了更深入的瞭解，但與此同時，也讓我們變得更加依賴藥物。過度診斷導致很多「假性病人」出現，這些人本來無需藥物治療，卻因為參考值的嚴格設定和過度的檢查而開始吃藥。再加上藥物副作用帶來的健康隱患和製藥行業對「新病名」的宣傳轟炸，我們的生活似乎被藥物所包圍。

　　然而，我們的身體本身就擁有強大的自癒能力。透過合理的生活方式、健康的飲食以及適當的運動，我們可以有效預防很多疾病，甚至在某些情況下讓身體自行康復。

2
CHAPTER

毒副作用的真相

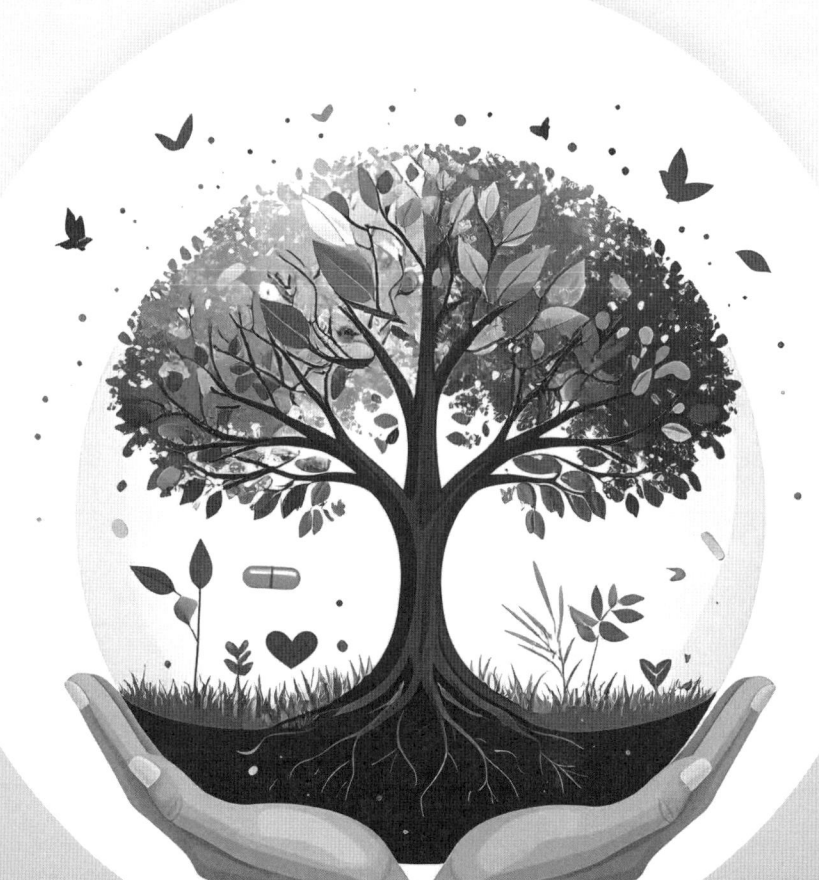

2-1 副作用才是真疾病

藥物的副作用，常常比我們想像中更複雜、更深遠。很多時候，人們在生病時服用了藥物後，雖然表面上的症狀得到了緩解，但這並不意謂著身體真的恢復了健康。反而，藥物在治病的同時，可能也帶來了意料之外的副作用，有時候，這些副作用甚至成為了新的疾病來源。

必須要承認的是，副作用是藥物作用的一個必然結果。無論是常見的止痛藥、降血壓藥，還是更複雜的抗生素、抗腫瘤藥物，它們在解決主要問題的同時，往往也對身體其他部分產生了影響。這是因為藥物進入體內後，不可能只針對某一個病灶或器官——藥物會透過血液迴圈，遍佈全身，作用於各個組織和細胞。

儘管一些藥物有選擇性，但完全避免對正常細胞的影響幾乎是不可能的。比如，降血壓藥物雖然可以有效降低血壓，但也可能對心臟、腎臟或其他器官造成壓力，甚至導致頭暈、疲勞等症狀。這些反應並非只是小問題，而是藥物對身體整體運作的干擾。如果將降血壓藥常見的不良反應統計歸類，大致有以下 7 大類的副作用：

1. 利尿劑：可導致電解質紊亂、血糖升高、血脂升高和高尿酸血症等。

2. β 受體阻斷劑：可導致乏力、低血壓、心動過緩和加重胰島素抵抗等。

3. 鈣拮抗劑：可導致頭痛、反射性心率加快和心絞痛等。

毒副作用的真相 2

4. 血管緊張素轉化酶抑制劑：可導致難治性咳嗽、高血鉀、皮疹等。

5. 血管緊張素 II 受體拮抗劑：可導致頭痛、頭暈等。

6. 交感神經抑制劑：可引起直立性低血壓。

7. 血管擴張劑：有可能因使血壓下降過快而使心律反射性加快。

再舉個簡單的例子，很多人在服用抗生素時，可能會出現腹瀉、噁心等症狀。這是因為抗生素不僅殺死了引發感染的有害細菌，也消滅了人體內的有益菌群，破壞了腸道的微生態平衡。這種不適可以被視為藥物帶來的副作用，但從另一個角度來看，它實際上是一種「人為」引發的疾病。藥物的目標是消滅感染源，但抗生素無法識別腸道裡哪些是有益菌，哪些是有害菌，正如化療的原理一樣，好壞一起消滅。而在完成這一任務的過程中，它就對腸道健康造成了破壞，對腸道的菌群生態造成了重大破壞，甚至可能導致更嚴重的後果，比如抗生素相關性腹瀉或偽膜性結腸炎，以及免疫力的創傷。

此外，長期服藥還會導致身體一方面產生耐藥性，另外一方面對藥物產生依賴，使免疫系統「退化」。人體的免疫系統是透過數百萬年的進化而形成的，擁有強大的自我修復和調節能力。當身體受到輕微損傷或感染時，免疫系統能夠啟動免疫反應，恢復健康。但如果我們過度依賴藥物，一有不適就使用藥物來干預，長期下來，免疫系統就會變得「軟弱」，逐漸失去本應有的抵抗力。這一點在降血壓藥、降糖藥和抗憂鬱藥物的使用中尤為明顯。

很多高血壓患者一旦開始服用降血壓藥，就很難停下來，形成了所謂的「藥物依賴症」。一旦患者停止服藥，血壓往往會迅速反彈，

甚至比之前更高。這種情況不僅增加了患者的焦慮，也使他們更加依賴藥物來維持健康。長此以往，身體的自我調節能力被藥物「壓制」了，患者只能依賴藥物才能維持正常的血壓水準。這種現象不是因為患者的病情本身變得更嚴重，而是由於藥物的持續使用讓身體失去了自行調節的能力。

比如長期吃降血壓藥的人，會因為不同的降血壓藥而出現不同的副作用，通常有以下 10 種目前明確的副作用：

1. 乾咳，一般無痰，無發熱等表現。如果出現這種症狀，要看看自己是否正在吃著普利類藥物（卡托普利、依那普利、貝那普利、培哚普利、福辛普利等）；

2. 腳踝水腫，兩側同時出現：可發生於服用地平類藥物的人，如硝苯地平、非洛地平、氨氯地平、尼群地平等；

3. 臉紅、頭疼：也可見於服用地平類藥物的人。發生率很低，一般見於剛服藥時。繼續用藥數週後症狀多會消失；

4. 牙齦發癢、增生：這也是地平類藥物副作用的一種類型，但發生率非常低；

5. 站起來頭暈眼黑。這是體位性低血壓的表現，可見於服用 a- 受體阻滯劑的人，例如呱唑嗪、多沙唑嗪、特拉唑嗪等；

6. 雙下肢無力、食慾差、甚至意識模糊：這可能是嚴重低血鈉、低血鉀的表現，出現這種情況需注意是否正在服用利尿劑（氫氯噻嗪、吲達帕胺、呋塞米等）或含有利尿劑的複方降血壓藥。這

種情況主要發生於較為衰弱、吃飯菜很少、飲食過於清淡的老年人，一般中青年人很少出現這種副作用；

7. 尿量增多：服用利尿劑治療的初期可以有此情況，繼續用藥數週後這種症狀會消失；

8. 男性乳腺增生，表現為乳腺癢痛、腫脹、增大。這是螺內酯的副作用之一；

9. 脈搏、心跳太慢：服用 β-受體阻滯劑（如美托洛爾、比索洛爾、阿替洛爾、普萘洛爾等）的人可能會出現這種情況；

10. 頭暈、頭痛：原來血壓很高但是沒有明顯症狀的人，吃上降血壓藥後血壓明顯下降，一些人會出現頭暈頭疼等不適症狀，服用短效降血壓藥更容易出現這種情況。

而這些降血壓藥的副作用是目前臨床上明確會發生的不良反應，而更多的由於長期服用這類藥物而引發的代謝性疾病目前還不得而知。

今天，很多人都忽視了藥物副作用的範圍和影響。我們身邊還有一些人長期使用類固醇藥物，雖然類固醇在治療炎症和免疫系統疾病上效果顯著，但它同時也會干擾身體的代謝功能和骨骼健康。大量研究表明，類固醇使用時間越長，劑量越大，副作用就越明顯。骨質疏鬆症、肌肉無力、甚至精神狀態的改變，都是類固醇長期使用的副作用。可以說，類固醇帶來的副作用已經成了一種「藥源性疾病」。

抗憂鬱藥物也是一個常見的例子。雖然它們在治療憂鬱症、焦慮症等精神疾病上發揮了重要作用，但這些藥物往往伴隨著頭暈、噁心、失眠等副作用，甚至在一些極端情況下，患者的憂鬱症狀加重，

出現自殺傾向。這是因為這些藥物透過影響大腦中的神經遞質，改變了患者的情緒和心理狀態，但同時也對大腦的正常功能產生了影響。一旦患者停藥，這種藥物引起的副作用可能會迅速反彈，導致病情惡化，甚至出現「藥物戒斷症候群」。

事實上，很多藥物的副作用在臨床試驗中並未完全顯現出來，只有在廣泛使用之後，隨著時間的推移，這些問題才逐漸浮現出來。藥物使用說明書上列出的副作用，往往只是「冰山一角」。某些藥物在長期使用過程中可能引發的慢性問題，如肝損傷、腎功能下降、內分泌失調等，往往被患者和醫生忽視。這些問題不像急性副作用那樣立竿見影，但它們會在長時間內慢慢侵蝕患者的健康，最終導致嚴重的後果。

這也讓我們看到，藥物的副作用並不僅僅是一個附帶問題，而可能成為真正的疾病來源。對於每一個使用藥物的患者來說，重要的是權衡藥物的利弊，合理使用藥物，並且警惕副作用的出現。人們最終會知道，藥物可以暫時緩解症狀，但它們並不是治癒的唯一途徑。健康的生活方式、合理的飲食、適度的運動以及良好的心理狀態，才是預防疾病和維持健康的長久之道。

藥吃越多，副作用機率越大？

藥物的初衷是為了緩解症狀、控制病情，但隨著現代醫學的發展，藥物，尤其是西藥，常常由化學物質合成，這也不可避免地帶來了副作用。當然，其中一些中成藥也存在著毒性的問題，最核心的原因在於中成藥缺乏類似於西藥的那種相對比較嚴格的臨床測試，包括

雙盲與毒理的測試。我們可以明確地說「沒有副作用的藥就不是藥」。當你服用藥物時，不僅疾病的病灶受到影響，正常的身體組織也可能受到藥物的干擾。正因如此，隨著藥物種類的增加，副作用的發生機率也會隨之增大。藥物的數量越多，副作用的可能性就越高。

大部分藥物的作用機理是透過某種方式干預身體的正常運作。我們經常會在藥物的名稱中看到「抗」、「拮抗劑」、「阻斷劑」、「抑制劑」等字眼，這些藥物透過抑制體內的某些酶或神經傳導物質來阻止症狀的惡化。降血壓藥中的鈣離子通道阻斷劑就是透過阻止鈣離子進入細胞來降低血壓，這確實能有效減少心血管的壓力，但同時也會影響到骨骼肌細胞、免疫系統，導致骨質疏鬆、免疫力下降等問題。這樣看來，雖然藥物在短期內起到了作用，但它也可能給身體帶來意想不到的負擔。

更棘手的是，當患者長期服藥時，藥物的種類往往會逐漸增加。這種現象的背後，往往是因為一種藥物不能完全控制病情，醫生可能會開出第二種藥來增強效果。但與此同時，這種做法也可能帶來新的問題。比如，某些藥物的副作用可能會讓患者感到不適，醫生就會再開出另一種藥來緩解這些不適，最終導致患者每天需要服用多種藥物。

這種「藥物疊加」的現象，尤其在老年人中非常普遍。很多老年人往往需要每天服用多達十種藥物，而身體卻未見好轉，反而越來越虛弱。這背後的原因在於，藥物無法從根本上治癒疾病，它們只能暫時抑制症狀，緩解病情。而隨著藥物種類的增加，身體的自癒能力也被藥物所壓制，逐漸喪失了自我修復的功能。

我們的身體是一個複雜的自癒系統，當疾病來襲時，身體會透過炎症、免疫反應等機制來進行修復。比如，感冒或輕微的感染往往可以透過身體的免疫系統自行痊癒，但如果過早使用藥物，比如抗生素，可能不僅破壞了身體的自然防禦系統，還可能導致細菌產生抗藥性，進一步削弱身體的免疫功能。

慢性病也是濫用藥物的「重災區」，許多患者依賴藥物來控制血壓、血糖或血脂，而忽視了生活方式的調整。這導致他們長期依賴藥物，而身體的自然調節能力逐漸減弱。比如，很多高血壓患者透過藥物將血壓控制在正常範圍內，但卻出現了疲勞、頭暈、記憶力減退等副作用。這些問題很容易被誤認為是病情的加重，導致醫生開出更多藥物來解決這些新的症狀，形成一個惡性循環。

並且，許多醫生和患者過於依賴化驗單上的數字，忽略了藥物對整體健康的長期影響。許多降血壓藥在降低血壓的同時，會對腎臟、心臟和其他器官產生負面影響，尤其是對於老年人，藥物對身體的負面作用可能更為明顯。

過量用藥不僅對患者自身造成傷害，也對整個醫療系統帶來壓力。很多慢性病本可以透過生活方式的調整來控制，但藥物的濫用讓患者的健康問題變得更加複雜。對於慢性病患者而言，藥物確實可以幫助控制症狀，但如果沒有配合合理的飲食、適量的運動和良好的心態管理，藥物的效果是有限的。身體的健康不只是透過藥物來維持，而是一個整體的系統，只有在身體的自癒能力和藥物作用相輔相成的情況下，才能達到真正的健康。

中成藥，毒性知多少？

　　為什麼要特別談論中成藥？因為這是中國，或者說有華人在的地方普遍存在的問題，當然也可以說的獨有的問題。在中國，很多人都認為服用中成藥，尤其是中藥，既方便，又安全，並且無毒副作用，甚至能「有病治病，無病健身」。於是，不少人愛到藥店買些中成藥來「自我治療」疾病，有些長期生病的人甚至將一些中成藥錯當「補藥」長期服用，作為保健養生。殊不知，凡是藥物都具有兩面性，儘管很多藥材屬於藥食同源，但一些單一食物的過量食用也會造成中毒或者傷害。中藥與中成藥顯然也不例外，在能防病治病的另外一面，也可引起不良反應，甚至有毒副作用，對身體造成損害。尤其是有些人缺乏足夠的醫學常識，易因辨證不准，錯用、濫用、重複用藥，不僅導致病症加重，而且損害身體健康，應當引起警惕。

　　藉此，簡單介紹幾種含有毒副作用中藥材的中成藥，讓我們更好的明白9成的藥不需要使用的道理，讓我們更好的明白中藥與中成藥不能濫用，如果使用不當，照樣會帶來很大的毒性與健康風險。

1. 馬兜鈴：含有馬兜鈴酸，馬兜鈴酸為腎毒素，能造成腎小管大量喪失，導致腎衰竭，是典型的「中草藥腎病」，病情嚴重者需要終身做血液透析或腎移植。馬兜鈴酸也是潛在的致癌物質，會導致淋巴瘤、腎癌、肝癌、胃癌和肺癌。目前常見含有馬兜鈴的中成藥有：龍膽瀉肝丸、耳聾丸、八正丸（散）、純陽正氣丸、大黃清胃丸、當歸四逆丸（湯）、導赤丸（散）、甘露消毒丹（丸）、排石顆粒、跌打丸、婦科分清丸、冠心蘇合丸、蘇合丸、辛黃丸、十香返生丸、濟生桔核丸、止嗽化痰丸、八正合劑、小兒金丹片

（丸）、分清五淋丸、安陽精製膏、兒童清肺丸、九味羌活丸（顆粒、口服液）、小兒咳喘顆粒、小青龍合劑（顆粒）等。

2. 千里光：有肝、腎毒性，其含有不飽和吡咯里西啶生物鹼，急、慢性中毒都會引起肝臟的肝竇阻塞綜合症、肝巨紅血球症或肝纖維化，會對肝臟造成嚴重損害，並且是強致癌物質。目前常用的中成藥有：千柏鼻炎片、感冒消炎片、千喜片等。

3. 硃砂：主要成分為硫化汞，可導致汞中毒，損害中樞神經、腎臟、消化道。目前常見的含硃砂的中成藥有：一撚金、二十五味松石丸、珊瑚丸，十香返生丸、七珍丸（丹）、七厘散、萬氏牛黃清心丸、小兒百壽丸、小兒至寶丸、小兒金丹片、小兒驚風散、小兒清熱片、天王補心丸、牙痛一粒丸、牛黃千金散、牛黃抱龍丸、牛黃清心丸、牛黃鎮驚丸、安宮牛黃丸、安宮牛黃散、紅靈散、蘇合香丸、醫癇丸、補腎益腦片、局方至寶散、純陽正氣丸、抱龍丸、柏子養心丸、胃腸安丸、香蘇正胃丸、保赤散、益元散、梅花點舌丸、琥珀抱龍丸、紫金錠、紫雪、暑症片、舒肝丸、痧藥、避瘟散、人參再造丸、平肝舒絡丸、再造丸、複方蘆薈膠囊。

4. 雄黃：主要成分為硫化砷，可導致砷中毒，損傷神經、血管，並可引起肝、腎、脾及心肌等器官的脂肪變性、壞死和致癌。目前常見的含雄黃的中成藥有：七珍丸、小兒化毒散、小兒至寶丸、小兒驚風散、小兒清熱片、牙痛一粒丸、牛黃消炎片、牛黃清心丸、牛黃解毒丸（片）、牛黃鎮驚丸、六應丸、安宮牛黃

丸（散）、紅靈散、醫癇丸、純陽正氣丸、珠黃吹喉散、梅花點舌丸、紫金錠、暑症片、痧藥。

5. 柴胡：主要成分柴胡皂苷能導致腎上腺肥大、胸腺萎縮，使人體免疫功能降低。有腎毒性，能損害腎臟。目前常見的含有柴胡的中成藥有：小柴胡片、小柴胡顆粒、柴胡口服液、柴胡舒肝丸、午時茶顆粒、氣滯胃痛顆粒、龍膽瀉肝丸、護肝片、補中益氣丸、乳疾靈顆粒、逍遙丸、消食退熱糖漿、通乳顆粒、黃連羊肝丸、得生丸、清瘟解毒丸、舒肝和胃丸、感冒清熱顆粒、鼻竇炎口服液、平肝舒絡丸。

6. 板藍根：長期服用能損害腎臟，並能導致內出血和對造血功能造成損傷。目前常見的含板藍根的中成藥有：板藍根顆粒、二丁顆粒、兒童清肺丸、小兒肺熱咳喘口服液、小兒熱速清口服液、小兒清熱止咳口服液、小兒感冒茶、小兒感冒顆粒、護肝片、利咽解毒顆粒、金嗓散結丸、複方魚腥草片、健民咽喉片、羚羊清肺丸、清開靈口服液、清熱解毒口服液、感冒退熱顆粒、清開靈注射液等。

7. 黃連、黃柏：含黃連素（Berberine），孕婦服用可導致新生兒溶血症，兒童服用可引起急性溶血、嚴重黃疸。目前常見的中成藥有：複方黃連素片、黃連上清丸、一清顆粒、萬應膠囊、萬應錠、小兒化毒散、小兒清熱片、木香檳榔丸、牛黃上清丸、左金丸、石斛夜光丸、芎菊上清丸、婦科分清丸、芩連片、香連丸（片）、消渴靈片、清胃黃連丸、人參再造丸、平肝舒絡丸、再造丸、二妙

丸、大補陰丸、小兒肝炎顆粒、生血丸、白帶丸、固經丸、知柏地黃丸、鼻炎片、三黃片等。

此外，含有毒副作用的中藥還有砒霜（砷）、斑蝥、紅娘、生滕黃、鴉膽子、關木通、雪上一支蒿、天仙子、鬧羊花、毛茛、斷腸草、北豆根、番瀉葉、虎杖、大戟、金櫻根、千斤拔、苦參、昆明山海棠、蘆薈、千年健、使君子等數百種。因此，不論是中藥還是中成藥，並非是絕對的安全藥，尤其是含有毒性的這類中藥更不能用於保健品。

再疊加一些中藥材在種植過程中使用了大量的化學肥料以及各種含有毒性的農藥之後，患者使用中藥與中成藥的安全風險正在急劇上升。

對於中藥與中成藥，我更提倡於在藥材品質有保障的情況下，儘量使用未經提取的天然材料，尤其是一些藥食同源的材料，盡可能的保留材料本身富含元素的多樣性，並且一定要在醫生的指導下按照要求使用。

多重用藥，已經成為巨大隱患

「多重用藥」已經成為現代醫學中的一個巨大隱患，尤其在老年人群體中，問題尤為嚴重。所謂多重用藥，是指患者同時使用多種藥物，通常是五種或更多。這種現象在醫學界變得十分普遍，特別是在年紀較大、患有多種疾病的患者中，一些老年人可能要使用多達十種以上的藥物。

毒副作用的真相 2

有時，老年人因為多種疾病同時看多個科室，結果每位專科醫生都為他們開出不同的藥物。內科可能開了降血壓藥、降膽固醇藥；泌尿科開了控制尿頻的藥；骨科醫生再給出止痛藥、抗發炎藥；眼科醫生可能開眼藥水。這樣一來，老年人手中的藥物可能達到十幾種甚至更多。今天，這種過量用藥的情況已經越來越常見。

問題在於，藥物的種類越多，引發藥物間相互作用的風險也就越大。當多種藥物進入體內時，可能產生的副作用是難以預測的。藥物之間的相互作用可能會導致嚴重的不良反應，甚至加重病情。更糟糕的是，主治醫生可能無法及時察覺這些副作用，反而將其誤認為是新的疾病症狀，進而開出更多的藥物來「解決」這些問題。這便形成了一個惡性循環：藥越吃越多，病情卻越來越複雜。

多重用藥的副作用問題，不僅增加了患者的身體負擔，還加重了醫療系統的壓力。隨著醫學的細分化，內科、外科、泌尿科等各科室的分工越來越細，每個專科醫生只關注自己負責的部分，而忽視了患者整體的健康狀況。很多時候，患者需要多科室會診，但由於各科醫生沒有充分溝通，患者最終可能拿到的是大量藥物，卻沒有整體治療方案。

有一種極端的現象叫做「藥物重疊」：患者吃了 A 醫生開的藥，但出現了副作用，於是 B 醫生又給開了另一個藥來應對這些副作用。這樣一來，藥物數量不斷增加，患者的身體則陷入越來越複雜的用藥狀況，健康狀況也逐漸惡化。這種情況幾乎等同於進行危險的人體實驗。美國醫學博士 Clifton K. Meador 曾表示：「目前尚未針對服用四種以上藥物的患者進行過系統的對照實驗。即便對服用三種藥物的患者

進行了少量實驗，但結果仍不明確。」也就是說，服用四種以上藥物的患者實際上是在冒險，結果如何，誰也不知道。

我們必須要明白一個非常重要的道理，不論是藥品、保健品，多重用藥並不總是必要的。事實上，很多慢性病患者可以透過改變生活方式，比如調整飲食、增加運動、減輕壓力等方式來緩解症狀，而不需要依賴大量藥物。服藥越多，身體的自我修復能力反而越弱。藥物本應是幫助患者緩解痛苦、控制病情的工具，而不是讓人依賴的解決一切問題的「萬能鑰匙」。長時間依賴藥物不僅會削弱身體的免疫系統，還可能導致其他問題的出現，比如藥物依賴、耐藥性等。

除了藥物的相互作用，患者的生活品質也會受到多重用藥的嚴重影響。老年患者，尤其是那些有認知障礙的人，可能很難按時按量服用這麼多藥物。有時他們會忘記吃藥，或者不小心吃錯藥，這對他們的健康造成了極大的風險。再加上藥物的副作用，他們可能會感覺身體越來越差，生活品質不斷下降。

特別是對於老年患者來說，最重要的是提升生活品質，而不是僅僅透過藥物來延長壽命。如果藥物帶來的副作用影響了他們的生活，反而可能適得其反。因此，藥物的使用應該謹慎考慮，只有在確有必要的情況下才使用，避免過度治療。

從這個角度而言，中醫在日常保健方面確實有一定的優勢，但中藥的安全性是目前制約中醫發展的最大因素之一。相比較而言，美國、日本、新加坡、中國的香港、臺灣等地區在中藥品質管控方面明顯比中國大陸更具有優勢。

2-2 類固醇藥物：用了就不能停？

具有奇效的類固醇藥物

類固醇藥物，是現代醫學中的一個重要里程碑。無論是急救，還是用於控制慢性病，它都發揮了強大的作用。

類固醇的發現要追溯到 20 世紀初。早在 1930 年代，科學家們已經開始研究腎上腺皮質激素的功能。1936 年，Edward Calvin Kendall 成功分離出了一種來自牛腎上腺皮質的化合物，這種化合物具有抗炎症作用，並能夠調節人體的新陳代謝。隨後，Kendall 與 Philip Hench 共同努力，繼續研究類固醇的臨床應用。

1948 年，他們的研究成果使類固醇藥物首次應用於類風濕性關節炎患者，獲得了顯著的治療效果。這一發現使得類固醇藥物迅速獲得了醫學界的廣泛關注。Kendall、Hench 以及化學家 Tadeus Reichstein 因此在 1950 年獲得了諾貝爾生理學或醫學獎。

類固醇藥物的作用機制在後來的研究中逐漸明晰。類固醇是由腎上腺皮質分泌的激素，主要包括糖皮質激素（如皮質醇）和礦物皮質激素（如醛固酮），類固醇透過作用於細胞的糖皮質激素受體，調節基因的表達，進而影響細胞的功能。

當類固醇進入體內後，它會透過細胞膜，進入細胞內部，結合到細胞核中的特定受體上。這一結合觸發了一系列基因的轉錄，改變了許多蛋白質的合成。這些改變可以抑制炎症介質如前列腺素和白血球介素的產生，減少炎症反應的發生。此外，類固醇還能透過減少毛細

血管通透性、抑制白血球的遷移等途徑，進一步降低炎症。在免疫調節方面，類固醇藥物透過抑制 T 細胞和 B 細胞的活化，減少免疫反應的過度啟動。同時，它還能透過減少免疫球蛋白的產生，降低體內的免疫攻擊力。

糖皮質激素，正是今天類固醇藥物的主要成分，這類藥物透過模仿體內自然生成的類固醇荷爾蒙，達到抗發炎和抑制免疫的作用。

具體來看，首先，類固醇藥物有強效的抗炎作用。類固醇透過抑制人體免疫系統中的某些酶和炎症介質的釋放，減少了局部炎症反應的發生。

正因如此，類固醇常用於治療關節炎、哮喘、過敏反應、炎症性腸病等與炎症相關的疾病。特別是許多過敏反應，包括哮喘發作、蕁麻疹、過敏性皮炎等，都是因為身體對外界刺激（如花粉、灰塵等）產生過度反應。類固醇透過抑制這些過敏反應中涉及的炎症介質，迅速減輕了症狀，改善了患者的生活品質。而在急診醫學中，類固醇常用於搶救嚴重的過敏反應，比如過敏性休克。類固醇藥物能夠迅速緩解腫脹、紅腫和疼痛等症狀，使患者得到明顯的改善。

此外，在急性病發作時，類固醇也可以快速緩解患者的症狀。比如，當哮喘病患者呼吸困難時，類固醇可以幫助迅速擴張氣管，恢復正常呼吸。在重症感染或敗血症的急救中，類固醇也常作為支持療法，以幫助控制炎症反應。

類固醇藥物還具有免疫抑制作用。這一作用使得類固醇在治療自體免疫性疾病中非常有效。這類疾病包括系統性紅斑狼瘡、類風濕性關節炎、乾燥症候群等。類固醇能夠透過抑制過度活躍的免疫反應，

避免身體對自身組織的攻擊,從而緩解病情。比如,在治療紅斑狼瘡時,類固醇透過抑制免疫細胞對皮膚、腎臟等器官的損害,能夠防止疾病的進一步惡化。

類固醇藥物不能長期使用?

儘管類固醇有著顯著的抗發炎、抗過敏和免疫抑制作用,其長期使用所帶來的副作用和風險同樣不可忽視。

類固醇藥物最常見的副作用之一就是身體自身類固醇分泌功能的抑制。類固醇藥物可以直接干預體內的激素平衡,特別是腎上腺類固醇的分泌。當患者長期服用外源類固醇藥物時,體內的回饋機制會感知到體內已有足夠的類固醇,從而減少或停止自身類固醇的合成。如果這種狀態持續過長時間,一旦患者停止使用類固醇藥物,身體可能無法立刻恢復類固醇的正常分泌功能,導致腎上腺皮質功能減退(即腎上腺功能不全)。這會讓患者出現嚴重的類固醇依賴症狀,如極度疲倦、體力下降、血壓驟降,甚至可能引發急性危象,危及生命。因此,類固醇藥物的停用必須在醫生的指導下進行,通常需要透過逐漸減量來幫助身體逐步恢復自身激素的分泌功能。

此外,長期使用類固醇可能導致免疫系統的持續抑制,使得患者更容易受到感染。類固醇雖然可以抑制炎症,但也會削弱身體對抗病原體的能力。這在許多長期使用類固醇的患者中表現為頻繁的感染,尤其是真菌和細菌感染。比如,在一些哮喘患者中,類固醇吸入劑雖然能夠控制症狀,但如果沒有正確的使用方式,如不及時漱口清潔,可能會導致口腔念珠菌感染,這種真菌感染嚴重時甚至會擴散到肺部。

更為嚴重的是，長期使用類固醇藥物還可能帶來肌肉和骨骼方面的問題。比如，類固醇可能引發骨質疏鬆，因為它抑制了骨細胞的生成，同時增加了骨的分解速度。長期服用類固醇的患者，其骨骼可能逐漸變得脆弱，容易發生骨折。此外，肌肉萎縮也是類固醇的常見副作用之一。一些使用類固醇藥物的患者報告了肌肉無力、肌肉疼痛等症狀，甚至在嚴重的情況下出現橫紋肌溶解症，即肌肉組織的急性壞死。

類固醇還與其他器官的功能異常密切相關。類固醇還可能引發代謝異常。長期使用類固醇藥物會影響葡萄糖代謝，增加胰島素抵抗，進而導致類固醇性糖尿病的發生。這種類型的糖尿病在未曾有糖尿病病史的患者中也較為常見，血糖波動的幅度往往更大，控制難度更高。

類固醇還會引起水鈉瀦留，導致患者體液增加，從而引發或加重高血壓。這對心血管健康構成了嚴重威脅，特別是那些本身就患有心臟病或高血壓的患者，長期使用類固醇可能大幅增加其心血管事件的風險。

此外，類固醇還與其他器官功能失調有直接聯繫。類固醇藥物的長期使用可以導致胃腸道潰瘍、消化不良以及胃腸道出血的風險增加。它還可能影響肝臟功能，導致肝臟酶的升高，甚至可能引發藥物性肝損傷。雖然類固醇能夠緩解多種急性炎症性疾病的症狀，但對於長期使用者而言，這些副作用可能隨著時間推移逐漸顯現，甚至影響到患者的日常生活品質。

值得注意的是，類固醇的副作用並不僅僅依賴於藥物劑量的大小，使用時間的長短也起到至關重要的作用。長期大劑量使用類固醇

無疑會加重副作用的表現，但即使是小劑量長期使用，也不能忽視其潛在的危害性。為了儘量減少類固醇的副作用，醫生在臨床上通常採用「最低有效劑量」的原則，確保患者僅在必要時使用類固醇，並根據病情及時調整藥物劑量或換用其他替代療法。此外，患者在使用類固醇藥物時，還應定期進行健康檢查，監測血糖、血壓等指標，以便及早發現可能出現的不良反應。

類固醇的神效為何難以持續？

類固醇藥物在臨床上被廣泛用於治療各種炎症和免疫系統相關的疾病，其強大的抗炎和免疫抑制作用使其成為控制急性症狀的「神藥」。比如，對於皮膚炎患者，類固醇藥膏能迅速減輕皮膚紅腫、搔癢等症狀，在短時間內使人感受到明顯的緩解。然而，類固醇的長期使用卻伴隨著一系列不可忽視的問題。

首先，長期使用類固醇會導致身體對藥物的適應性增加，也就是所謂的「耐藥性」。隨著時間的推移，患者可能會發現，最初能夠迅速見效的劑量已經無法再維持同樣的療效。此時，醫生可能不得不增加藥物劑量才能繼續控制症狀。這種對藥物的依賴往往讓患者陷入一種惡性循環——症狀緩解依賴於更高劑量的類固醇，而藥物劑量的增加又進一步增加了副作用的風險。

此外，患者在長期使用後往往會發現「類固醇反彈」現象，這種現象指的是當類固醇使用一段時間後，藥效開始減弱，甚至在停藥後，患者的症狀反而會加重，甚至比最初的疾病表現還要嚴重。比

如，皮膚炎患者在長期使用類固醇藥膏後，皮膚可能變得更加敏感，炎症反復發作，難以控制。

這種現象背後，是因為類固醇藥物打亂了身體的自然平衡機制。正如前文所述，類固醇藥物會抑制淋巴球，使身體的免疫功能大幅降低，從而使得一些潛在的病原體，比如真菌，在身體中肆無忌憚地繁殖。這就解釋了為什麼一些類固醇藥物的長期使用者，尤其是免疫系統較弱的患者，容易發生如白色念珠菌等真菌感染。

因此，儘管類固醇藥物在急性發作時可能是一種救命的選擇，但它的長期使用並不能從根本上解決疾病問題。相反，類固醇的長期使用往往帶來更為複雜的副作用和新的健康問題。

另外值得提醒的是，類固醇藥物不能隨意停藥。長期使用類固醇藥物的患者，如果突然停止用藥，可能會因為腎上腺分泌功能的抑制而引發嚴重的健康問題。因此，減少類固醇的使用必須在醫生的指導下逐步進行，透過慢慢減少藥物劑量，才能讓身體逐漸恢復其正常的類固醇分泌功能。同時，患者還應結合替代療法，如中醫藥、飲食改善等方式，來幫助提高身體的免疫功能和自癒能力。

總體而言，類固醇藥物無疑是現代醫學中一種重要的治療工具，尤其在急性疾病發作時有著不可替代的作用。然而，類固醇藥物的「神效」背後，也隱藏著難以忽視的長期副作用和健康風險。因此，在使用類固醇藥物時，我們必須始終保持警惕，合理使用，避免長期依賴，並結合其他健康管理方式來提高身體的自癒能力，從而實現更全面的健康管理。濫用口服或可注射類固醇，會增大患心臟病和中風的風險，大多數濫用口服類固醇的人，患肝臟疾病的風險增大。

2-3 骨質疏鬆藥,讓骨骼更脆弱了?

骨質疏鬆症是一種骨骼變得脆弱、容易骨折的疾病,尤其在老年人中較為常見。

我們首先要明確一個問題,骨質疏鬆是疾病嗎?其實根本不是疾病,只是人體生理機能的一種正常反應,正如人到了一定年齡之後器官的功能會退化一樣,步入了一定的年齡,骨質就會有不同程度的疏鬆。

可以說,在 1990 年之前,現代醫學領域連骨質疏鬆症這個名詞都還沒有,更談不上將這種生理代謝現象定義為一種疾病。直到 1995 年,由默沙東公司(在美國和加拿大被稱為默克)研發、生產的阿侖膦酸鹽(Alendronate,福善美)面世以來,雙磷酸鹽類藥就成為了治療骨質疏鬆症的常規藥物。而默沙東公司為了推進這塊藥物的銷售,以及普及骨質疏鬆症這個疾病的概念,就資助了很多醫院引入骨密度檢查設備。由此開啟了人類歷史上關於骨質疏鬆症這種新疾病的產業鏈。

一直以來,雙磷酸鹽類藥是治療這種疾病的主流藥物,但今天,這種藥物的作用機制和潛在副作用卻引發了不少討論。

雙磷酸鹽類藥物的工作原理是透過抑制破骨細胞的功能來減緩骨質流失。然而,這種方式並非完美,它隱藏著骨骼變脆、骨折風險增加的隱患。

要知道,人體的骨骼並不是靜止不變的,它們不斷進行新陳代謝。骨骼有兩種重要的細胞:破骨細胞和成骨細胞。破骨細胞的功能

要知道，人體的骨骼並不是靜止不變的，它們不斷進行新陳代謝。骨骼有兩種重要的細胞：破骨細胞和成骨細胞。破骨細胞的功能是清除老舊或受損的骨組織，而成骨細胞則負責合成新骨。這個過程幫助維持骨骼的強度和健康。

然而，**雙磷酸鹽類藥物**透過抑制破骨細胞的活動，阻止了舊骨的分解。乍看之下，這似乎是一個好辦法，因為減少骨質流失有助於提高骨密度。但問題是，老舊的骨頭沒有被回收利用，新的骨骼就直接堆積在舊骨頭之上，久而久之，新生骨骼變得不夠堅固，反而容易發生骨折。

這種情況就像在一棟老舊的房子上直接建新房子，而沒有先清理掉舊建築的殘垣斷壁。表面看似新房子建好了，但底下的基礎早已不堪重負。一些使用雙磷酸鹽藥物的患者報告出現了大腿骨中段（股骨骨幹）骨折的病例，甚至一些患者在沒有明顯外傷的情況下發生了非典型骨折。這說明，雖然骨密度提高了，但骨骼的品質卻未必得到改善，反而增加了骨折的風險。

另一個與雙磷酸鹽藥物相關的嚴重副作用是顎骨壞死。特別是在牙科手術如拔牙時，這種副作用更為明顯。有些患者在手術後因藥物影響，出現了下顎骨斷裂和壞死的症狀，因此牙醫往往會在進行手術前往往會詢問患者是否服用了骨質疏鬆症的藥物。

除了骨骼問題，雙磷酸鹽類藥物還可能影響免疫系統，因為破骨細胞也是一種巨噬細胞，負責在人體免疫反應中捕捉和消滅入侵的病原體。透過抑制破骨細胞，雙磷酸鹽藥物可能會降低巨噬細胞的功能，從而削弱免疫力。研究顯示，長期使用這種藥物可能增加食道癌

的風險,尤其是使用超過五年的患者,其食道癌的發病率是普通人的兩倍。此外,注射型雙磷酸鹽藥物還可能引發嚴重的感染,如皮膚感染、心肌炎等,進一步證實了其對免疫系統的抑制作用。

因此,雖然雙磷酸鹽類藥物在短期內可能有效提高骨密度,預防骨折,但長期使用的副作用卻令人擔憂。尤其是對於沒有明顯高風險的患者,長期依賴藥物治療骨質疏鬆症可能並不是最好的選擇。

那麼,如果不依賴藥物,有什麼方法可以幫助預防和治療骨質疏鬆症呢?首先是改善生活方式。適量的陽光照射能夠幫助身體合成維生素 D,而維生素 D 對於鈣的吸收至關重要。飲食方面,攝入足夠的鈣和其他礦物質同樣重要。富含鈣質的小魚乾、蝦子等食物,以及富含矽素的蔬菜和水果都是很好的選擇。

運動也至關重要。適當的負重訓練可以刺激骨骼加強,維持骨密度。此外,定期運動還可以增強平衡感,減少摔倒的風險,從而降低骨折的機率。

最後,我需要指出一個被偷換的概念,那就是為什麼我們擔心骨質疏鬆?原因是隨著年紀的增長,身體受到一些創傷後的自癒能力越來越弱,尤其是骨折所帶來的炎症與健康風險。也就是說我擔心骨質疏鬆的核心並不是骨密度的下降,而是骨折所引發的死亡風險。而引發與導致骨折的核心並不是骨密度的下降,而是肌肉力量的下降導致我們行走時不穩,從而引發摔跤而導致骨折。從這個角度而言,骨密度的高低與骨折之間沒有必然的必須,換句話說,在正常情況下,服用與不服用雙磷酸鹽類藥物,對於預防摔跤引發的骨折,以及骨折所

引發的死亡風險的預防毫無意義。反而有效的預防方式不是服用雙磷酸鹽類藥物，而是加強肌肉力量的訓練，從而降低摔跤的風險。

牛奶補鈣是誤區

一直以來，牛奶都是人們眼中的「補鈣佳品」，所以大多數家長都會在孩子小的時候給孩子補充許多牛奶，希望可以長高個，甚至成長過程中，發現缺鈣了，也會多喝牛奶來補鈣。對於很多中老年人來說，喝牛奶補鈣則是為了防止骨質疏鬆，然而，近年來卻有研究發現，牛奶可能暗藏危機，長期飲用甚至可能會增加死亡、骨折的風險。

在醫學頂級雜誌 BMJ（英國醫學雜誌）上，就發表過一項來自瑞典的大樣本研究，英國醫學期刊發表的瑞典研究指出，飲用大量牛奶並不能防止骨質疏鬆，每天喝超過 3 杯牛奶甚至可能升高死亡風險，對女性的影響尤其大於男性。

研究團隊對不同年齡段的 61,433 名女性和 45,339 名男性的飲食和健康狀況進行了佇列研究，並詳細分析了牛奶飲用量與死亡率、骨折率之間的關係。參與者被詢問食用牛奶、優格及起司等乳製品 1 年後，再調查其中多少人有骨折問題及何時過世。女性平均追蹤約 20 年，男性追蹤 11 年。結果發現，牛奶飲用量與整體死亡率和骨折率，尤其是髖部骨折呈現正相關。

具體來看，1 天喝 3 杯以上（平均 680 毫升）的女性，在追蹤期結束時死亡比率是每天喝不到 1 杯牛奶（約 60 毫升）女性的將近 2 倍；發生骨折機率也隨著牛奶飲用量增加而穩定上升，前者髖部骨折風險是後者的 1.6 倍。男性也有類似現象，但比較不明顯；男性 1 天喝 3 杯

以上（平均 830 毫升）死亡比率是喝不到 1 杯（平均 50 毫升）的 1.1 倍。

研究人員認為，這可能與 D －半乳糖有關，過去動物研究發現這種糖類會加速老化、縮短壽命。研究人員表示，半乳糖或許導致氧化壓力和輕度發炎反應，影響死亡率和骨折機率。

可以看到，牛奶並不是預防骨質疏鬆症的最佳選擇，反而可能導致鈣質流失，增加骨折的風險。

儘管在骨質疏鬆症的廣告中，我們常常聽到「強健骨骼防止骨折」的宣傳，但我們需要認識到，強健的骨骼並不是靠藥物堆砌出來的。透過合理的營養和適當的運動，就能夠保持骨骼健康和強壯，真正做到防止骨折、延緩衰老。

2-4 消化道疾病可以長期用藥嗎？

許多患有消化道潰瘍、胃炎、逆流性食道炎等疾病的患者，常常長期依賴兩類藥物進行治療：質子泵抑制劑（proton-pump inhibitor，PPI）（比如奧美拉唑）和組織胺第二型受體阻斷。這些藥物的作用都是為了減少胃酸的分泌，以緩解胃酸過多帶來的不適症狀。然而，長期使用這些藥物也可能帶來一些副作用。

質子泵抑制劑透過抑制胃壁細胞分泌胃酸來達到治療效果。胃酸的主要功能是幫助分解和軟化食物，同時還能殺死被我們攝入的有害細菌。胃酸在人體消化和免疫過程中發揮著重要作用，但如果藥物長

時間抑制胃酸的分泌，人體可能會因此失去這些功能。比如，胃酸減少可能會導致消化不良，影響營養素如維生素 B12、鈣和鐵的吸收，進而引發貧血和營養不良。同時，胃酸減少還會降低人體對細菌的抵抗力，增加胃腸道感染的風險。

對於短期使用質子泵抑制劑來說，效果確實非常顯著，能夠快速緩解症狀。許多患者在初期治療中確實感到胃酸減少帶來的舒適感。

然而，長期使用這類藥物卻可能產生嚴重的副作用。美國消化道疾病學會的一份報告指出，長期使用質子泵抑制劑可能會增加失智風險，並提高死亡率。這一結論引起了廣泛關注，尤其是在老年患者中，他們長期使用這些藥物可能更易受到副作用的影響。此外，長期使用質子泵抑制劑還可能引發其他問題，包括肝臟損傷、腎臟發炎、視力下降，甚至精神錯亂和肌肉溶解等。

組織胺第二型受體阻斷劑的原理與質子泵抑制劑類似，它透過阻斷胃部的組織胺受體來減少胃酸分泌，減輕消化道疾病的症狀。然而，這類藥物也並非沒有副作用。長期使用組織胺第二型受體阻斷劑可能導致嗜中性白血球減少症、腎臟發炎、肌肉溶解、意識障礙等問題。

由於胃部的組織胺受體與身體其他器官的受體相互關聯，藥物的作用並不僅僅局限於胃部，可能還會對其他器官產生不良影響。

因此，對於消化道疾病患者來說，儘管這些藥物可以在短期內緩解症狀，但長期使用卻不是最佳的選擇。尤其是當症狀得到一定控制後，繼續依賴這些藥物可能反而不利於身體的整體健康。一個更為明

智的做法是，在急性症狀緩解後，逐漸減少藥物的使用，輔以中藥和飲食療法來維護長期健康。

特別值得一提的是，在飲食療法中，減少糖類攝入是一個有效的控制措施。許多胃酸逆流患者發現，控制糖分攝入能夠明顯改善胃酸逆流的症狀。高糖飲食不僅會加重胃酸分泌，還可能導致體重增加，從而進一步加重胃部壓力，導致逆流性食道炎惡化。透過調整飲食結構，減少糖分攝入，配合適量的運動，患者可以在不依賴藥物的情況下有效控制病情，避免長期藥物帶來的副作用。

總而言之，消化道潰瘍、胃炎和逆流性食道炎等疾病的患者可以在急性發作期間使用質子泵抑制劑和組織胺第二型受體阻斷劑，但應該以不長期使用為原則。這些藥物雖在短期內效果顯著，但長期使用的副作用可能影響全身健康，而更健康的管理方式是透過調整飲食、生活習慣和中藥療法來維持消化道的長期健康。在症狀得到控制後，逐步減少藥物使用，讓身體的自癒能力重新發揮作用，這是更為安全、有效的疾病管理方式。

2-5 解熱鎮痛藥的弊端

發燒、疼痛是許多人都會遇到的一種情況，面對這種情況，常規的做法，就是來一劑解熱鎮痛劑。

所謂解熱鎮痛劑，其實就是一般常說的退燒藥和止痛藥。解熱鎮痛劑的種類很多，比如常見的阿斯匹靈、對乙醯胺基酚、布洛芬等，使用上也非常普遍，相信絕大多數的人都有服用的經驗。

服用解熱鎮痛劑，確實能在短時間內緩解疼痛和發燒帶來的不適，但很多人並沒有意識到，這類藥物長期或頻繁使用可能會帶來一系列問題，甚至會讓疾病的恢復時間變得更長。這背後的機制則與人體的自癒過程和血液迴圈相關。

　　首先，疼痛和發燒本質上是人體自我防禦的一部分。當你感到不適時，身體會啟動一系列免疫反應來應對入侵的病原體。前列腺素是一種重要的物質，參與了這一過程。它會擴張血管，促進炎症反應，引發疼痛和發燒，旨在幫助身體抵禦疾病。當我們服用解熱鎮痛劑時，這些藥物透過抑制前列腺素的生成，從而迅速減輕疼痛和降低體溫。

　　然而，問題在於，解熱鎮痛劑並不解決疼痛的根本原因。很多時候，疼痛和不適來自血液迴圈不良，而不是簡單的炎症。透過抑制前列腺素的活性，解熱鎮痛劑不僅會減輕疼痛，也會使血管收縮，導致血液迴圈更不順暢。表面上看，疼痛暫時消失了，但實際上病因沒有得到改善，甚至可能惡化。當藥效過去後，前列腺素再次恢復活性，血管擴張，疼痛便會捲土重來。

　　這種現象可以形象地理解為「痛與藥的拉鋸戰」。一旦人們習慣使用解熱鎮痛劑，便會形成一種惡性循環：疼痛復發，再次服藥，繼續壓制前列腺素的作用，導致迴圈更差，身體的自癒能力也逐漸被削弱。長期來看，頻繁依賴這類藥物可能延長疾病的恢復時間，因為它們抑制了身體自然的修復機制。

　　實際上，前列腺素不僅僅是引發疼痛和發燒，它在身體的多個生理功能中都扮演著重要角色。比如，前列腺素還能夠抑制腎上腺素的

過度分泌。腎上腺素是一種「戰鬥荷爾蒙」，當其過量分泌時，會使嗜中性白血球過度活躍，產生大量自由基。這些自由基不但會攻擊外來的病原體，還會對人體自身的組織產生破壞，導致新的症狀或併發症。

舉個例子，當我們感冒或發燒時，發燒實際上是身體提高溫度以更好地抵抗病毒和細菌的一種反應。雖然高燒會讓人感到不適，但它也是自癒過程的一部分。過早使用退燒藥會讓身體失去這種應對機制，可能會導致病毒或細菌得以存活，延緩病情的好轉。

此外，過度依賴解熱鎮痛劑還可能帶來一系列副作用。以布洛芬為例，長期使用會增加胃腸道潰瘍、胃出血的風險；對乙醯胺基酚（撲熱息痛）則可能損害肝功能。特別是當患者同時服用其他藥物時，解熱鎮痛劑的副作用可能更加顯著。此外，研究表明，頻繁使用解熱鎮痛劑可能增加腎臟疾病的風險，導致腎功能減退。

因此，治療疼痛和發燒時，應該從根本上尋找病因，而不僅僅是依賴解熱鎮痛劑來緩解症狀。如果疼痛是由於血液迴圈不順暢引起的，應該優先改善血液迴圈，比如透過溫熱敷、適當的運動或推拿按摩等方式，而不是一味地透過藥物來麻痺痛覺神經。

當然，這並不是說解熱鎮痛劑完全不應該使用。在一些急性疼痛或高燒情況下，這類藥物仍然是非常有效的應急手段。關鍵在於不要形成依賴，更不要將其作為長期緩解疼痛的解決方案。我們應該瞭解藥物背後的工作機制，以及可能產生的副作用，這樣才能在日常生活中更加理性地使用藥物。

危急的副作用

解熱鎮痛劑雖然在人們日常生活中被廣泛使用，尤其是當我們感冒、發燒或疼痛時，它們能夠快速緩解不適感，但這些藥物也有可能引發一些非常嚴重甚至危及生命的副作用。事實上，我們經常在藥店購買到的止痛藥如阿斯匹靈、布洛芬、對乙醯胺基酚（撲熱息痛）等看似安全，但卻可能隱藏著巨大的風險，尤其是對於一些特殊體質的人群。

一種極為罕見但致命的副作用就是毒性表皮壞死溶解症（Toxic Epidermal Necrolysis，TEN）。這種病症會導致皮膚大面積的脫落，類似於嚴重的燒傷。患者最初可能只是因為普通的感冒或者頭痛而服用瞭解熱鎮痛劑，但幾天或幾週後就會開始出現症狀，包括高燒、眼睛發炎、口腔及其他黏膜出現水泡，最終導致全身皮膚潰爛。這種情況猶如患者的皮膚被大面積燒傷，十分痛苦且危險。毒性表皮壞死溶解症的發病率雖低，但病情一旦發生，常常進展迅速，治療不及時可能導致多器官衰竭，甚至死亡。

另一種與解熱鎮痛劑相關的嚴重副作用是雷氏症候群（Reye's Syndrome）。這種病症主要影響兒童，發病後極短時間內，患者的病情會從輕微的感冒症狀迅速惡化，發展為腦部病變或肝功能衰竭，致死率高達 30%。

雷氏症候群的起初症狀可能與普通的感冒或流感極為相似，因此容易被忽視。然而，它的發展速度非常快，患者可能在數小時或數天內陷入昏迷，甚至死亡。研究發現，使用阿斯匹靈等解熱鎮痛劑來退燒是雷氏症候群的一個主要誘因，尤其是在兒童中。研究資料顯示，

服用阿斯匹靈後兒童患上雷氏症候群的風險會增加 25 倍。因此，美國和英國的醫療機構已明確建議，不要給兒童使用阿斯匹靈來退燒。

雖然解熱鎮痛劑對成人似乎是安全的，但對於兒童，特別是患有病毒性疾病如流感、水痘的兒童，解熱鎮痛劑的使用應極為謹慎。近年來，許多國家的兒童中報告了多起流感併發腦炎的病例，而這些病例的發生可能就與使用解熱鎮痛劑有關。儘管流感本身也可能引起腦炎，但研究人員推測，藥物尤其是解熱鎮痛劑可能加重了症狀或直接導致了病情惡化，因為藥物可能加重病毒對中樞神經系統的影響，或透過抑制發炎反應使病毒更容易在體內擴散，特別是在兒童的脆弱免疫系統中。

此外，解熱鎮痛劑的長期使用還可能引發肝、腎功能損害，特別是對乙醯胺基酚（撲熱息痛）。過量服用撲熱息痛是導致肝功能衰竭的常見原因之一。許多患者由於沒有嚴格遵守劑量規定，過量使用解熱鎮痛劑，導致肝臟負擔過重，最終引發肝損傷甚至急性肝衰竭。撲熱息痛的毒性在超劑量時尤為明顯，它會耗盡體內一種叫做麩胱甘肽的物質，從而導致肝細胞受損。

因此，解熱鎮痛劑雖然能夠快速緩解不適，但其背後隱藏的健康風險值得我們警惕，尤其是對於一些特殊人群如兒童、老年人以及肝腎功能較弱的患者。人們常常認為感冒時吃一片藥、退燒時吃一片藥是理所當然的，但正是這種看似簡單的舉動，可能在不知不覺中給健康帶來嚴重的後果。

而另外一個被我們忽視的問題就在於，發燒是我們身體免疫系統的一種自我啟動機制，如果我們面對發燒就藉助於解熱鎮痛劑來抑制，就會在最大程度上抑制與削弱了我們免疫系統對抗疾病的能力。

我們在日常使用這類藥物時，不僅要遵循醫囑，還要警惕長期使用可能帶來的副作用和風險。最好的做法是，儘量減少對藥物的依賴，透過改善生活方式、增強免疫力等自然方法來應對輕微的疾病反應。如果不得不使用藥物，也應嚴格按照說明書中的劑量要求，避免因為隨意加大劑量或頻繁使用而導致的嚴重後果。

發燒是自癒的過程

發燒是人體自癒機制中的一個重要過程，許多人常常誤認發燒是一種需要立即透過藥物處理的疾病症狀，但實際上，發燒恰恰是身體在對抗感染時的一種自然反應。身體的免疫系統透過升高體溫，來抑制病原體的繁殖速度，並透過增強白血球的活性來幫助擊退感染。因此，發燒本身並不是疾病，而是身體為抵抗外來侵害採取的防禦措施。

通常情況下，健康人的體溫是一個恆定的數值。根據個體情況的不同，人體的體溫是有差異的，即使是同一個人，在不同環境、不同時間、不同身體狀態下的體溫也不完全一樣，甚至一天之內都會有變化。在身體不同部位測得的體溫也不一致。通常口腔溫度在 36.1~37.5℃ 之間通常被認為是正常的，腋下溫度偏低約 0.3℃，肛門溫度則偏高約 0.5℃。

因此，明確的對人體的體溫確定一個統一的標準是不科學的，但我們既然屬於恆溫動物，體溫的變化還是受到了嚴格的調控。這個調控中心是由大腦中的一個特殊區域——下視丘——調節的。

下視丘被稱為人體的「恆溫器」，它負責維持我們的正常體溫，它透過兩個途徑收集體溫變化的資訊，再發出升溫或降溫的指令。

一個途徑是從皮膚上的熱、冷感受器送來的信號，這些感受器極其敏感，只要溫度升高 0.007℃ 或降低 0.012℃，它們就能覺察到。另一個途徑是直接感受流經下視丘的血液溫度。當下視丘檢測到體溫過高時，會發出信號讓身體透過減少新陳代謝、皮膚血管舒張和出汗來降溫；而當體溫過低時，則會增加新陳代謝、皮膚血管收縮，並透過顫抖來產生熱量。

那麼，為什麼生病了會發燒呢？有很多種原因能夠導致發燒，最常見的是病菌、病毒感染，而身體之所以會發燒，歸根究柢是免疫系統的一種反應。

比如，當病原體如細菌或病毒進入我們的身體時，首先，病原體會被血液中的巨噬細胞識別和吞噬。巨噬細胞在吞噬病原體後，會釋放出白血球介素等細胞因數。這些細胞因數會隨著血液流動到下視丘，刺激下視丘細胞釋放前列腺素 E2。前列腺素 E2 會改變下視丘的「設定點」，使得身體認為當前的體溫不足，需要增加產熱和減少散熱。

當體溫設定點被調高後，身體會採取多種措施來提升體溫。比如，肌肉會開始顫抖，這是透過快速運動產生熱量的一種方法。此外，皮膚的血管會收縮，將血液從表層轉移到體內深處，從而減少熱量的散失。這就是為什麼發燒的人會感到寒冷和顫抖的原因。而退燒

藥，比如撲熱息痛（對乙醯胺基酚）和阿斯匹靈（乙醯水楊酸）的原理，正是透過抑制前列腺素 E2 的合成來降低體溫。

吃了退燒藥，或是病情好轉、體溫恢復正常時，身體會開始把多餘的熱散發出去，這時就會流汗。所以，退燒會導致流汗。但很多人卻搞錯了因果關係，誤以為是「流汗讓體溫下降」，因此民間流傳著這樣的偏方：「發燒時要多穿衣服、多蓋棉被，讓身體捂出汗，病就會好。」其實這是錯誤的觀念，特別是對小朋友來說，發燒時應該採取物理性降溫的方法，而不是一味包得密不透風。幫小孩包太多層，反而可能造成體溫過高，對健康造成危險。比較正確的做法，是使用濕毛巾擦拭身體、適量補充水分等方式來幫助降溫，才能真正讓孩子比較舒適、安全地度過發燒期。

研究發現，體溫每升高一度，免疫力可以提高五至六倍，而如果體溫下降，免疫力則可能減少三分之一。由此可見，發燒是身體與疾病作戰的天然武器。

在日常生活中，許多人一旦出現發燒症狀，便習慣性地服用解熱鎮痛劑，期望透過藥物迅速降溫來緩解不適感。然而，過度依賴這些藥物可能會適得其反，反而延長了病程。解熱鎮痛劑透過抑制體內的前列腺素的分泌，來達到退燒和止痛的效果。前列腺素是參與發燒、疼痛等生理反應的關鍵物質，它的作用不僅在於引發不適感，還在於透過擴張血管來改善血液迴圈，幫助免疫系統發揮作用。當我們使用解熱鎮痛劑時，雖然疼痛和發燒可以暫時得到緩解，但它實際上中斷了身體的自癒過程，使免疫系統無法充分發揮效力。

毒副作用的真相　2

研究表明，使用解熱鎮痛劑不僅可能延長感冒或流感的病程，還可能降低身體對感染的抵抗力。正如上面所談到的，解熱鎮痛劑會在很大的程度上抑制與削弱我們人體免疫系統的能力。比如，在一項關於兔子的實驗中，研究者讓兩組兔子感染細菌，一組兔子不使用解熱藥，另一組則使用解熱鎮痛劑。結果顯示，未用藥的兔子儘管一開始發燒較為嚴重，但最終有五隻存活下來；而使用藥物的兔子雖然暫時退燒，但卻全部死亡。這項實驗說明，強行透過藥物抑制發燒可能會降低治癒率，並增加病情惡化的風險。

事實上，人體發燒的過程是免疫系統與病原體作戰的表現。在免疫系統的反應中，白血球的活動性會隨著體溫的升高而增強，體溫上升可以為白血球提供有利的作戰環境，幫助它們殺死入侵的細菌或病毒。相反，如果透過解熱藥物人為降低體溫，可能會讓病原體獲得喘息的機會，使身體失去原本應有的免疫優勢。因此，在發燒不嚴重的情況下，應盡量避免使用解熱鎮痛劑。

當然，有時候高燒會給身體帶來額外的負擔，尤其是當體溫達到40度以上，或者患者伴隨出現意識模糊、極度不適等症狀時，適當使用藥物退燒是必要的。但對於普通的發燒情況，通常不需要過早依賴藥物。為了應對發燒，最好的做法是讓身體保持溫暖，多休息，同時保證充足的水分攝入。透過休息和保暖，人體的自癒能力可以被最大化地激發，從而更快地恢復健康。

總而言之，雖然解熱鎮痛劑在現代生活中的普遍使用，讓我們習慣了在出現疼痛、發燒時依賴藥物來緩解症狀。無論是頭痛、生理痛，還是其他形式的疼痛，人們經常選擇服用止痛藥以迅速解除痛苦。

但我們需要注意的是，過度使用解熱鎮痛劑不僅會干擾身體的自癒機制，還可能帶來一系列副作用。止痛藥的頻繁使用會導致對藥物的依賴，甚至使身體變得越來越脆弱。因此，無論是應對發燒還是疼痛，都應謹慎使用解熱鎮痛劑，並儘量透過增強身體自癒能力的方式來應對疾病。

2-6 治療過敏性鼻炎，關鍵不是用藥

過敏性鼻炎已經成為現代生活中困擾許多人的問題，尤其是在季節交替、空氣品質不佳的情況下，過敏症狀愈發明顯。很多人會透過藥物控制症狀，如常見的抗組胺藥或白三烯素受體拮抗劑。這些藥物透過阻斷與過敏相關的生理過程，暫時緩解打噴嚏、流鼻涕、鼻塞等不適。然而，這類藥物的副作用，尤其是讓人感到嗜睡等，依然困擾著許多患者。事實上，治療過敏性鼻炎的真正關鍵並不在於單純用藥，而是關注腸道健康和免疫力。

過敏反應的深層根源

過敏性鼻炎是一種過敏反應，而這種反應的發生並不是因為鼻子本身的問題，而是體內免疫系統的異常反應。

具體來看，過敏，是指當我們的免疫系統對通常無害的物質——比如花粉、食物、動物皮屑等——產生異常反應時所引起的一系列症狀。這些通常無害的物質被稱為「過敏原」。當我們接觸到過敏原時，

免疫系統會像遇到了敵人一樣，發動一場「戰爭」，導致各種不適症狀，如打噴嚏、皮膚搔癢、眼睛發癢和水腫等。

而過敏的根本原因，其實就是免疫系統的過度反應。正常情況下，免疫系統應該只在真正需要的時候才行動，但在過敏的情況下，它對無害的物質也會「大驚小怪」，引發不必要的戰鬥。這種過度反應不僅沒有保護我們，反而給我們帶來了不少麻煩。

免疫系統之所以會出現過度反應，和腸道健康有密切關係。早在兩千五百年前，現代醫學之父希波克拉底斯就明智地觀察出「人體所有的疾病都起自腸道」。作為僅次於皮膚的人體第二大器官，腸道對人體健康的重要性毋庸置疑——腸道不僅是食物的消化場所，更是人體最大的免疫器官，人體 70% 的免疫細胞都位於腸道中。可以說，腸道就是免疫系統的重鎮，是人體的免疫力之源。這意謂著，腸道健康對免疫系統的正常運作至關重要。如果腸道功能紊亂，免疫系統的反應也可能失控，變得過於敏感或反應不當。

現代生活方式的改變，尤其是飲食結構的變化，嚴重影響了腸道的平衡。高糖飲食、過量加工食品、抗生素的過度使用、纖維攝入不足等因素都會擾亂腸道中的微生物群落。腸道內有著數以億計的微生物，它們在免疫調節中發揮著重要作用。健康的腸道微生物群不僅幫助分解食物，還能防止免疫系統對無害物質做出過激反應。當這些有益菌失衡時，免疫系統的敏感度增加，過敏症狀也就隨之加劇。比如，抗生素不僅會殺死體內的有害細菌，還會摧毀大量的有益菌，從而破壞了腸道菌群的平衡。這種破壞可能導致腸道屏障功能減弱，免疫系統更容易被觸發，從而引發或加劇過敏反應。高糖和高脂飲食同

樣會影響腸道菌群的多樣性，進一步加劇免疫系統的紊亂，導致更多的過敏反應。

因此，改善過敏症狀的一個關鍵在於恢復腸道的健康。透過攝入富含纖維的飲食、增加益生菌、減少高糖高脂食物的攝入，能夠幫助重建腸道的菌群平衡，增強免疫系統的正常調節功能。此外，減少對抗生素的依賴，合理使用藥物，也有助於維護腸道的健康。

換句話說，腸道健康與免疫系統的正常運作密不可分。很多過敏症狀實際上是腸道失衡引發的免疫過度反應。尤其是鼻炎之類的過敏反應，由於鼻腔是我們人體免疫系統的第一道防線，正常情況下鼻腔所分泌的黏膜所起到的作用就是為了阻擋這些試圖要入侵我們身體的「過敏源」，但當我們的免疫系統失調了之後，鼻腔面對這些「過敏源」就產生了過激的反應，從而引發了鼻炎症狀。因此，與其過度依賴抗過敏藥物，不如透過調節飲食和生活方式，恢復腸道的健康，進而從根本上減輕過敏的困擾。

藥物並非長久之計

當人們依賴藥物來控制過敏症狀時，實際上只是暫時性地緩解了問題，並沒有從根本上解決過敏的原因。

常見的抗組胺藥物（比如氯雷他定）是透過阻斷組胺受體，抑制組胺在體內的作用，減少鼻癢、流鼻涕等症狀。然而，抗組胺藥物雖然能在短時間內有效緩解症狀，但其往往會帶來嗜睡和反應遲鈍的問題，這使得一些人，尤其是在駕駛或操作機械時，不得不小心應對。

另外，長期使用抗組胺藥物也可能導致耐藥性，隨著時間的推移，藥物效果逐漸減弱，患者需要增加劑量，甚至換藥才能達到同樣的效果。

白三烯素受體拮抗劑是一類相對較新的藥物，它透過阻斷白三烯素的作用來減少氣管和鼻腔的炎症反應，常用於緩解鼻塞、咳嗽和氣喘等症狀。雖然這種藥物通常比抗組胺藥物更有效處理呼吸道相關的症狀，但長期使用也可能帶來副作用，如頭痛、疲勞等。更重要的是，這些藥物雖然可以有效抑制過敏反應，但依然不能治癒過敏，也無法從根本上改變身體對過敏原的反應。

過敏藥物的局限在於，它們只能處理症狀，而非治癒疾病。過敏的根本原因在於免疫系統的異常反應。更為複雜的是，長期依賴藥物控制症狀的患者常常會遇到藥物耐藥性問題。當患者長期服用抗過敏藥物時，身體可能逐漸對這些藥物產生耐受性，藥物的效果會逐漸減弱，患者需要增加劑量才能維持原有的療效。此外，長期服藥後，患者停藥時可能出現反彈性過敏加重，即過敏症狀比之前更加嚴重。這進一步增加了患者對藥物的依賴。

有研究顯示，過度依賴抗組胺藥和白三烯素受體拮抗劑等藥物，不僅無法從根本上緩解過敏，還會使身體的自我調節功能削弱。長期服藥的患者免疫系統反而變得更加脆弱，容易對新的過敏原產生反應。這種「治標不治本」的治療方式往往讓患者陷入無盡的藥物迴圈之中，過敏症狀雖能暫時得到控制，但隨著藥效減弱和副作用積累，身體的狀況可能會進一步惡化。

而從目前的臨床治療來看，長期使用藥物來對抗鼻炎，可能會引發藥物性鼻炎。藥物性鼻炎指的是長期應用含麻黃素或類似減充血劑

噴鼻引起的下鼻甲組織增生、血管增厚造成的對藥物依賴的鼻炎。噴藥後鼻腔迅速通氣，藥勁過後鼻塞更重，開始一次藥管一天，以後 4-5 個小時必須噴一次，不噴就鼻塞嚴重，非常痛苦。之後就會形成長期的依賴，並且藥效越來越差，鼻炎越來越嚴重。

總而言之，藥物可以為過敏患者提供短期的症狀緩解，但長時間依賴藥物並非明智之選。藥物的副作用、耐藥性以及對身體自我調節能力的削弱，都表明它們只是暫時的解決方案，並不能根治過敏。相反，重建腸道健康、增強免疫力、調整生活方式，才是從根本上解決過敏問題的關鍵。

2-7 癌症的過度治療

今天，當我們談到癌症治療時，化療常常被視為一種不可或缺的手段，化療的主要形式就是吃藥或者靜脈輸送。然而，越來越多的研究表明，化療對大部分癌症類型的治療效果有限，甚至有時可能對患者的整體健康和生活品質造成負面影響。在某些情況下，什麼都不做，反而可能是更好的選擇。

不可否認，在今天，化療依然是治療癌症的一種重要手段，特別是對於惡性淋巴腫瘤、睪丸癌、急性白血病、小兒白血病等，化療都有一定的治療效果。尤其是在這些癌症的早期階段，化療能夠幫助控制病情，甚至在一些情況下實現治癒。然而，從整體來看，化療對所有癌症患者的有效性比例卻十分有限。針對廣泛的癌症類型，化療帶

毒副作用的真相 2
CHAPTER

來的延長生命的效果往往不顯著，甚至可能讓患者在短暫的延命期內承受巨大的副作用與痛苦。

許多醫學論文聲稱化療可以延長患者的生命，但有些報告的可靠性值得商榷。醫學領域的研究常常受制於製藥公司的影響，甚至可能會出現誇大療效的情況。這讓醫生和患者對化療的期望過高，而忽視了其真實效果以及可能帶來的巨大痛苦。對於患者而言，短短幾個月的延命，如果充斥著化療引發的副作用，如極度虛弱、嘔吐、脫髮等，這樣的「延長生命」並不能提高他們的生活品質，甚至可能讓他們的晚期生活變得更加痛苦。

事實上，當患者面臨癌症治療時，化療常常被視為一種標準的選擇，面對這種選擇，儘管化療帶來的副作用是顯而易見的，但很多人還是寧願繼續接受這種劇烈的治療，因為他們害怕放棄治療後病情會失控。對大多數患者而言，化療代表著「正在做些什麼」來對抗癌症，而停止治療則可能讓他們感覺失去了最後的防線。可以說，很多患者依賴化療的原因不僅僅是基於醫療效果，更是一種心理上的支撐。繼續化療給了他們一種「正在對抗癌症」的感覺，這種心理作用讓他們感到有希望，而放棄治療意謂著放棄這種積極的情緒支撐。對患者來說，化療有時不僅僅是為了控制癌症，更是為了維持一種心靈上的安慰。

因此，我們需要更加客觀看待化療對於癌症治療的作用。實際上，一些研究表明，在某些情況下，什麼都不做可能比積極治療效果更好。英國權威醫學期刊《柳葉刀》曾刊登過一項研究，研究以癌症末期患者為物件，比較了不接受治療和接受化療的患者的存活率。研

究結果顯示，不作任何處置的患者群體存活率竟然高於接受多種抗癌藥物治療的患者。這個研究結果對傳統治療方式提出了質疑。這說明，對於某些癌症類型的患者而言，過度治療不僅未能顯著延長生命，反而可能減少了他們剩餘的生命時光，以及降低了患者最後生存期的生活與生命品質。

從「治癒」到「生活品質」

癌症治療的目標往往是延長生命，但延長的生命是否真正有意義呢？面對化療帶來的極端不適感和痛苦，患者的生活品質是否得到了提升？答案未必是一定的。今天，已經有越來越多的醫生和患者認識到，單純追求延長生命可能並不是治療的唯一目標。對於癌症患者而言，如何在有限的時間裡儘量保持舒適、尊嚴、減少痛苦，才是更為重要的。

需要強調的是，放棄治療並不等同於放棄生的希望。相反，對於某些癌症患者，選擇不進行侵入性治療，反而可能有助於他們在剩餘的生命中保持更好的生活品質。尤其是在癌症末期，放棄化療或者其他侵入性治療，轉而選擇舒緩療法和心理支持，可能更有利於患者度過更為平靜和舒適的最後時光。

此外，化療並非唯一有效的治療手段，尤其是在癌症晚期。替代療法，比如透過飲食調節、增強免疫力、心理支持等手段，已經在很多研究中顯示出一定的效果。這些治療方式透過幫助患者增強身體的自然防禦機制，減輕了化療帶來的身體和心理上的負擔。

毒副作用的真相 2
CHAPTER

當然，面對癌症，患者有權決定自己的治療方式。不論是繼續化療、選擇標靶藥物，還是完全終止化療，患者的選擇應該基於全面瞭解的前提下，慎重做出。醫療科學在不斷進步，新的治療方式正在不斷湧現，而化療並非是唯一或最終的解決方案。對於那些選擇終止化療的患者，他們並不是在放棄生命，而是選擇了一種可能更適合自己的方式繼續生活。

但在這裡需要指出的是，除了一些明確有有效治療手段的癌症之外，大部分的癌症目前都還沒有真正明確並且有效的治療方式，包括靶向藥物的有效性並沒有宣傳中的那麼有效。而這背後的原因就在於每個人的基因都有各種的獨特性，並且意味飲食與生活習性導致的細胞癌變方式也各不相同，因此真正能夠有效靶中的靶向藥可以說是一種碰運氣的概率。但我們可以明確的是癌症是一種慢性病，是一種有身體免疫系統缺陷所導致的慢性疾病，是一種在長期不良生活方式積累下而形成的細胞病變。當然遺傳也是其中的因素之一，不過遺傳並不是導致癌症發生的核心因素。

因此，對於這種由免疫系統缺陷所引發的細胞癌變，我們需要的是從免疫系統修復的視角來思考，透過生活、飲食與相關藥物的使用，以達到修復我們免疫系統的目的，並藉此來遏制癌細胞的生長，從而實現對癌症病變的有效控制。

說到底，癌症的治療並沒有一條放之四海而皆準的道路。對於不同類型的癌症、不同階段的患者，治療的效果和方式都各不相同。正如前文提到的那樣，治療的目的是為了讓人活得更好，而不是僅僅延長生命。對於醫生來說，他們應該尊重患者的選擇，並提供更多有關

替代療法的建議和支持，幫助患者在癌症的鬥爭中找到最適合自己的路徑。

2-8 失眠要吃藥嗎？

在現代社會的快節奏生活中，失眠成為了許多人不得不面對的問題。為了改善睡眠品質，一些人可能會選擇服用安眠藥，苯二氮平類藥物（Benzodiazepines）就是最常見的安眠藥物之一，市面上常見的幾款安眠藥，比如艾司唑侖、氟西泮、替馬西泮、三唑侖都是苯二氮平類藥物。

然而，儘管苯二氮平類藥物在治療失眠、焦慮方面具有立竿見影的效果，但它背後的副作用和成癮性卻令人膽顫心驚。

苯二氮平類藥物主要透過活化大腦中的 GABA（γ-氨基丁酸）神經傳導物質起作用。GABA 是一種抑制性神經遞質，可以幫助大腦放鬆，減少焦慮、緊張，進而促進睡眠。這類藥物透過增強 GABA 的作用來達到鎮靜和抗焦慮的效果，因此它們在治療焦慮、失眠、癲癇等症狀時效果顯著。

苯二氮平類藥物的廣泛使用最早始於美國和歐洲，在 20 世紀 60 年代，它們因「安全」被大力推廣。諸如地西泮（Valium）等藥物，被認為能有效幫助緩解焦慮和失眠等症狀，不僅是精神科，內科、外科、婦科等各個科別的醫生也開始頻繁開具這些藥物。無論是輕微的失眠、壓力，還是焦慮，很多醫生都認為開點「輕微的」安眠藥物是

一種合理的治療方式。彼時，很少有醫生會深究這些藥物的長期副作用和停藥後的不適反應，甚至很多人長期服用數年甚至數十年。

然而，到 70 年代後期，停藥後出現嚴重戒斷症狀的案例逐漸浮出水面，公眾對這類藥物的認知也發生了變化。《紐約時報》曾在 1976 年報導，苯二氮平類藥物雖然被稱為「安全」的抗焦慮藥物，但實際上卻隱藏著「恐怖的毒性」。隨後的研究發現，長期使用這些藥物的人群，即使在停藥後，也可能出現難以忍受的戒斷症狀，如焦慮加重、睡眠紊亂、身體震顫等，甚至有人形容這些症狀比毒品戒斷還要嚴重。到了 80 年代，許多歐美國家開始對苯二氮平類藥物的使用進行限制，規定其使用期限不能超過數週至數月。

不可否認，雖然苯二氮平類藥物可以快速見效，但如果長期使用，會導致身體對藥物產生耐藥性。隨著耐藥性的增加，患者需要不斷增加藥物劑量才能達到同樣的效果。更糟糕的是，長期服用還會導致藥物依賴，甚至是嚴重的戒斷症狀，最常見的表現是，患者在停止用藥後，會出現比如失眠、焦慮加重、情緒波動等問題，這是因為長期使用這些藥物會導致 GABA 受體數量的減少，而 GABA 受體是幫助大腦放鬆的重要「開關」。當藥物停止供應時，大腦無法自行產生足夠的 GABA，進而導致一系列嚴重的戒斷反應。

如果患者想要戒斷苯二氮平類藥物，必須準備好承受戒斷過程中可能帶來的極大痛苦。突然停藥會導致嚴重的戒斷症狀，尤其是失眠、焦慮、肌肉疼痛等。這是因為 GABA 受體在長期使用藥物後已經「懶惰」了，突然停止藥物的供應，大腦無法產生足夠的 GABA 來穩定情緒。

戒斷過程往往伴隨著反彈性失眠，即比原來的失眠症狀更為嚴重，此外還可能出現神經興奮異常、心悸、呼吸困難、胃腸道不適等問題。這些症狀通常會交替出現，時好時壞，給患者帶來極大的心理壓力和身體上的不適。戒斷症狀的嚴重程度往往與患者的服藥劑量和服藥時間成正比。

特別是像艾司唑侖這樣的苯二氮平類藥物，被認為成癮性非常高。長期使用後，患者會出現「艾司唑侖中毒」，一旦停藥，他們可能會經歷更嚴重的失眠、焦慮等問題，甚至有患者不斷在各個醫院尋求醫生開藥，只為維持日常生活的穩定。

因此，對於長期依賴苯二氮平類藥物的患者，戒斷過程必須在醫生的指導下進行，逐步減藥是關鍵。突然停藥可能會引發極大的戒斷症狀，因此醫生通常建議患者透過慢慢減少藥物劑量，逐步讓身體適應。在戒斷的過程中，患者還可以嘗試一些非藥物的替代方法，如認知行為療法、放鬆訓練、正念冥想等，來幫助緩解焦慮和失眠的症狀。

除了成癮性，長期使用苯二氮平類藥物還會導致其他一系列的副作用：

- 認知能力下降：長期服用這類藥物的患者，注意力、記憶力、學習能力和解決問題的能力都會受到不同程度的影響。由於這些變化是漸進的，患者自己往往沒有意識到。

- 癡呆症風險：多項研究顯示，長期服用苯二氮平類藥物可能增加患阿茲海默症的風險。

- 情緒障礙：這些藥物雖然被用來治療焦慮症，但長期使用後，反而可能加重情緒波動，甚至增加憂鬱症狀。一些患者反映，他們在服用藥物後，焦慮感非但沒有緩解，反而愈加嚴重。

- 神經及肌肉損傷：苯二氮平類藥物還可能影響神經系統和肌肉，導致肌肉鬆弛，患者的運動能力下降，甚至出現肌肉抽搐等症狀。對於年長者來說，這種副作用尤其危險，因為他們的肌力下降，跌倒的風險大幅增加，可能造成嚴重骨折。

褪黑素可以常吃嗎？

如果安眠藥可能會造成上癮等副作用，那改吃褪黑素可以嗎？

褪黑素（Melatonin）是一種由松果體分泌的天然激素，主要在夜晚釋放，幫助我們感知晝夜節律，從而引導我們進入睡眠狀態。簡單來說，它是身體的「生物時鐘調節器」，當夜晚降臨，褪黑素水準自然升高，告訴大腦「該睡覺了」。在白天，褪黑素水準會下降，讓我們保持清醒。

褪黑素保健品與安眠藥不同，褪黑素不是鎮靜劑。傳統的安眠藥，如苯二氮類藥物，透過抑制大腦活動來誘導睡眠，效果明顯且迅速，但往往伴隨依賴性、成癮性和「宿醉」效應（次日醒來時頭昏腦脹）。而褪黑素則是透過調整生物時鐘來促進自然入睡，理論上不會像安眠藥那樣帶來嚴重的副作用。褪黑素更像是一種「信號」而不是直接的睡眠誘導劑。它告訴大腦「該進入睡眠模式了」，但並不會強制讓你入睡。與安眠藥相比，它的效果通常較為溫和。

在這樣的情況下，對於那些尋求替代安眠藥的失眠患者來說，褪黑素似乎成為了一種「天然」的選擇，與安眠藥相比，它被認為不會產生依賴性和成癮問題。然而，長期服用褪黑素真的沒有副作用嗎？

事實上，儘管褪黑素不像安眠藥那樣有成癮性或依賴性，但這並不意謂著它可以長期隨意服用。長期攝入外源性褪黑素也會帶來一些潛在問題。首先是對自身褪黑素分泌的影響，長期服用外源性褪黑素可能導致身體自身對褪黑素的依賴性，從而影響自身松果體分泌褪黑素的能力。有研究表明，長期依賴外部補充可能會降低身體對褪黑素分泌的敏感度，導致生物時鐘紊亂進一步惡化。

此外，對一些人來說，特別是長期使用大劑量褪黑素的人，也可能會出現一些副作用，包括但不限於頭痛、情緒波動、白天睏倦、激素紊亂等等。尤其是由於褪黑素在體內的作用涉及到多種生物功能，在青春期發育中的青少年，長期使用褪黑素可能會影響到激素平衡，干擾正常的生長發育。

目前，世界衛生組織（WHO）和美國食品藥品監督管理局（FDA）都將褪黑素列為保健品而非藥品，這意謂著褪黑素對人體的長期影響尚未得到完全明確的驗證。因此，褪黑素作為一種調整生物時鐘的補充劑，或許能在短期內幫助人們解決睡眠問題，但這並不意謂著它就是一種可以長期依賴的「助眠藥」。

2-9 中成藥會更好嗎？

很多人對藥物的毒副作用還停留在西藥上，認為只有化學合成的西藥更具毒副作用，相對來說，中成藥是天然草本成分，因此對身體更溫和。事實真的如此嗎？

中成藥的組成一般包含多種草藥，每種草藥可能含有幾種不同的活性成分。這種複雜性雖然使中成藥在調理身體上具有多重作用，但也正是因為這種複雜性，增加了藥物之間潛在的相互作用，從而可能產生不良反應。比如，麻黃是一種傳統的中藥材，常用於治療感冒、哮喘等症狀，但它含有麻黃鹼，具有強烈的刺激作用，可能導致心血管系統負擔加重，出現心跳加快、血壓升高等問題。對於有心血管疾病的人群來說，麻黃的不當使用可能帶來致命風險。

中成藥雖然強調「調理」，但長期使用仍可能對肝臟和腎臟造成負擔。這是因為，肝臟是解毒的重要器官，而腎臟負責排泄藥物的代謝產物。如果某些中成藥成分需要肝臟代謝，或代謝產物需要透過腎臟排泄，那麼長期使用會增加肝腎負擔。比如，一些中成藥中含有雄黃，它具有驅毒的作用，但其中的主要成分是砷，長期使用可能導致砷中毒，進而損害肝臟和神經系統。

此外，很多人認為中成藥和西藥可以一起使用，甚至覺得中成藥能中和西藥的副作用。然而，事實是，中成藥與西藥聯用時，可能會產生不可預見的藥物相互作用，反而增加不良反應的風險。

舉個例子，甘草常見於許多中成藥中，具有潤肺、緩急止痛的作用。但甘草可能會與某些降血壓藥、利尿藥產生相互作用，導致鉀離子排出過多，引發低鉀血症，嚴重時可能會導致心臟問題。

丹參是一種常用的中成藥成分，有活血化瘀、鎮靜的作用。但它會影響肝臟中藥物代謝酶的活性，如果與抗凝藥如華法林等西藥同時使用，可能導致凝血功能的改變，增加出血風險。

最後，中醫講究辨證施治，不同體質的人對藥物的反應也不同。有些人屬於「虛寒體質」，有些人則是「濕熱體質」，對於不同的中成藥，其反應也有所不同。如果沒有在醫生的指導下合理用藥，濫用中成藥可能會使體內的陰陽平衡失調，導致體質進一步惡化，甚至誘發新的疾病。「熱性體質」的人如果長期服用溫補類的中成藥，可能會導致體內「火氣」過盛，出現口乾舌燥、便秘、頭痛等症狀，嚴重時甚至會引發上火、痔瘡等問題。

不管是西藥還是中成藥，說到底，只要是藥，就一定會有副作用，我們只要用藥，就一定不能忽視藥物的副作用。

3
CHAPTER

抗生素的耐藥危機

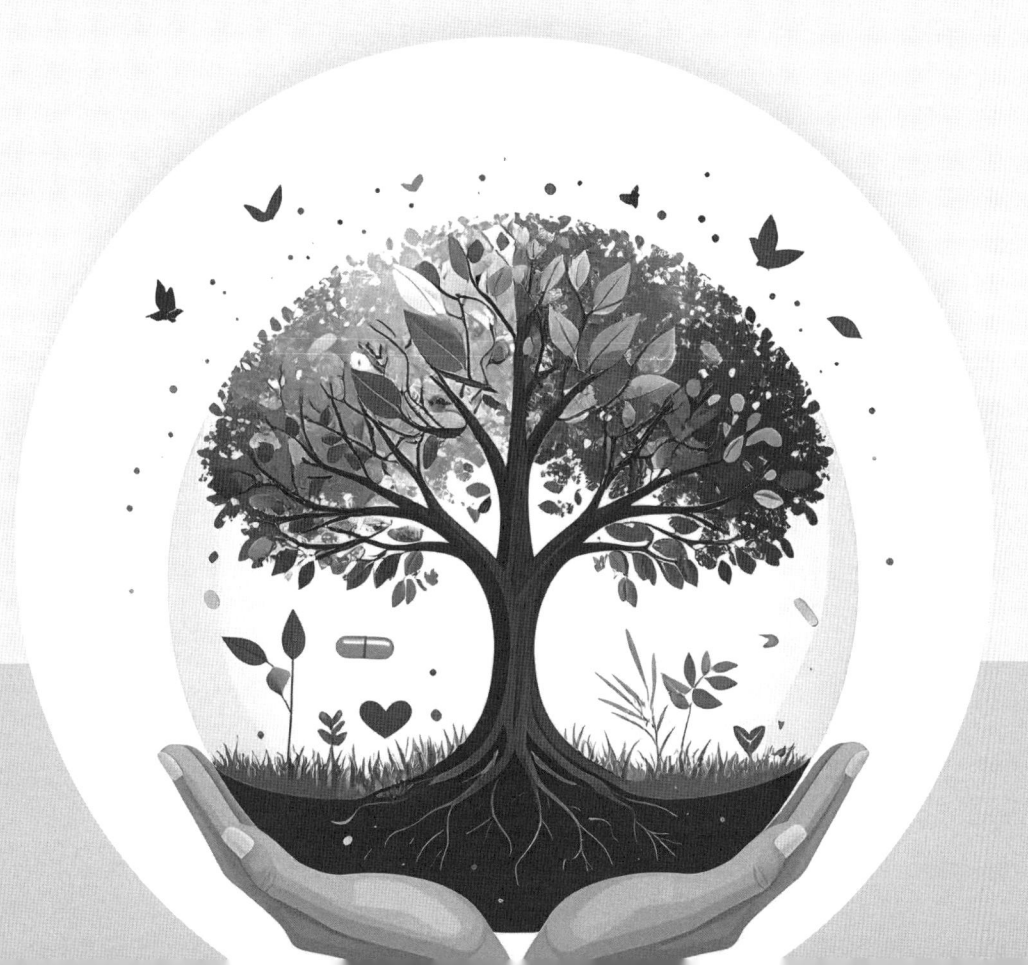

3-1 掀起一場沉默的海嘯

抗生素的耐藥問題已經成為現代醫學面臨的最嚴峻挑戰之一。自抗生素在 20 世紀被發現以來，它們挽救了無數生命。然而，隨著時間的推移，抗生素的濫用和過度使用導致了一個嚴重的問題——耐藥性。如今，這個問題已經發展成全球性的健康危機，並且未來形勢可能更加嚴峻。

抗生素的確是「神藥」

抗生素的誕生無疑是現代醫學史上的一個重要里程碑。抗生素的發現可以追溯到 1928 年，當時，英國細菌學家亞歷山大・弗萊明正在他的實驗室裡研究一種引起細菌感染的常見細菌——葡萄球菌。有一天，弗萊明不小心讓一塊培養細菌的培養皿暴露在空氣中。結果，培養皿上不但長出了細菌，還意外地長出了一些真菌。

弗萊明注意到，真菌周圍的細菌全部消失了。這是什麼原因呢？經過仔細觀察和實驗，他發現這種真菌能夠分泌出一種神秘的物質，這種物質可以殺死細菌。後來，弗萊明確認，這種真菌就是我們今天所熟知的青黴菌，而它分泌的物質就是世界上第一種抗生素——青黴素。

青黴素的發現引發了一場醫學革命。之前，人們面臨細菌感染時往往束手無策，尤其是在戰場上，士兵們因傷口感染而失去生命的情況比比皆是，而青黴素的出現改變了這一切。

抗生素的耐藥危機 3

不過，雖然弗萊明發現了青黴素，但最初生產這種藥物並不容易。一直到二戰期間，科學家們才成功地大規模生產青黴素，提供給戰場上的士兵。那時，青黴素幾乎被視為「救命藥」，成千上萬的士兵因它而避免了感染死亡。

青黴素的發現只是個開始，科學家們意識到，許多其他微生物也有類似的「武器」。於是，他們開始大量研究不同的細菌、真菌和土壤樣本，尋找新的抗菌物質。結果，陸續發現了很多不同類型的抗生素，比如鏈黴素、四環素、紅黴素等，它們各自針對不同的細菌種類。

抗生素的發現就像給醫生手裡增加了各種新武器，用來對抗以前無計可施的細菌感染。抗生素問世之前，細菌感染常常是致命的。像肺炎、結核、敗血症等疾病，一旦感染，常常會迅速惡化，導致高死亡率。抗生素的出現讓這些疾病的治療變得可控，它們不僅能夠有效治療細菌感染，還能預防術後感染，提高外科手術的安全性。

要知道，在外科手術或器官移植中，細菌感染曾經是主要的死亡原因之一。手術過程中，病人極易因傷口感染而引發敗血症，許多手術因此變得風險極大。然而，抗生素的出現讓醫生能夠在手術過程中預防和控制感染，極大提高了手術的成功率。無論是小型的傷口處理，還是大型的複雜手術，抗生素的使用都大幅減少了感染帶來的併發症和死亡率。

不僅如此，抗生素還在肺炎、結核等傳染病的治療中發揮了關鍵作用。比如，在抗生素發現之前，肺炎是導致老年人死亡的常見原因之一，但現在透過使用抗生素，絕大多數的肺炎病例都可以得到有效控制和治癒。

抗生素是如何阻止細菌生長的？

抗生素的主要作用是干擾細菌的生命過程，阻止它們的繁殖或直接殺死細菌。它們可以透過抑制細菌的細胞壁、蛋白質合成、核酸代謝等途徑，破壞細菌的正常運作。細菌在感染人體後，會迅速繁殖並引發一系列的健康問題，而抗生素的作用是阻止這一繁殖過程，甚至直接殺滅細菌。

抗生素有兩種主要「工作方式」，第一種是破壞細菌的牆壁，很多細菌都有一層保護外殼，抗生素能打破這層保護，它們可以透過破壞細菌的細胞壁，使細菌無法正常生存。

另一些抗生素則透過干擾細菌的「繁殖計畫」來打敗它們。細菌就像瘋狂分裂的機器，如果抗生素能阻止它們自我複製，細菌就沒辦法再繼續壯大了。這樣一來，數量越來越少的細菌就沒辦法在我們體內興風作浪。比如四環素，會干擾細菌的蛋白質合成，阻止其正常生長；喹諾酮類則透過阻止細菌的 DNA 複製，從而抑制其繁殖。

根據不同的感染部位和病情嚴重程度，抗生素可以透過多種方式進入人體，發揮作用。

口服抗生素是最常見的抗生素使用方式，適用於大多數感染，比如咽喉炎、泌尿感染等。口服抗生素透過胃腸道吸收入血液，進而在全身發揮抗菌作用。

當細菌感染局限於皮膚、傷口等表面時，外用抗生素如抗生素軟膏、噴霧劑等就成了首選。它們可以直接作用於感染部位，避免了全身用藥的副作用。

抗生素的耐藥危機 3

在感染較為嚴重或患者不能口服藥物的情況下，醫生可能會透過注射或者靜脈點滴的方式給予抗生素。這種方式常用於治療像肺炎、敗血症等嚴重感染，能讓藥物迅速進入血液循環，發揮快速的治療效果。

此外，對於一些呼吸道感染，如肺部感染，抗生素也可以透過吸入的方式進入身體，直接作用於呼吸道。這種方式使得藥物可以更有效地到達病灶，減少全身副作用。

而在眼睛和鼻腔感染時，抗生素滴劑是一種非常有效的局部治療方式。眼藥水和鼻藥水能夠直接作用於局部感染，減輕症狀並加速康復。

這些多元化的應用途徑意謂著抗生素幾乎可以用於身體的每一個部位，從皮膚到呼吸道、從血液到器官內部，抗生素在各類感染的治療中都有重要作用。無論是輕微的皮膚感染，還是危及生命的肺炎、敗血症，抗生素都能夠派上用場。

抗生素的耐藥問題

雖然抗生素幫助人類戰勝了許多過去致命的細菌感染，但隨著抗生素的廣泛使用和濫用，細菌逐漸進化，產生了對抗生素的耐藥性。這意謂著，曾經可以輕鬆消滅的細菌，如今對抗生素產生了抗性，變得更加頑固，甚至難以治癒。

2024 年，英國權威醫學期刊《柳葉刀》發佈的一項研究警告稱，未來 25 年內，全球因抗生素耐藥性導致的死亡人數可能超過 3900 萬。更為嚴重的是，與抗生素耐藥性相關的間接死亡人數可能高達

1.69 億。這一資料清楚地表明，抗生素耐藥性已經成為全球公共衛生的重大威脅，並且這一問題正在迅速惡化。

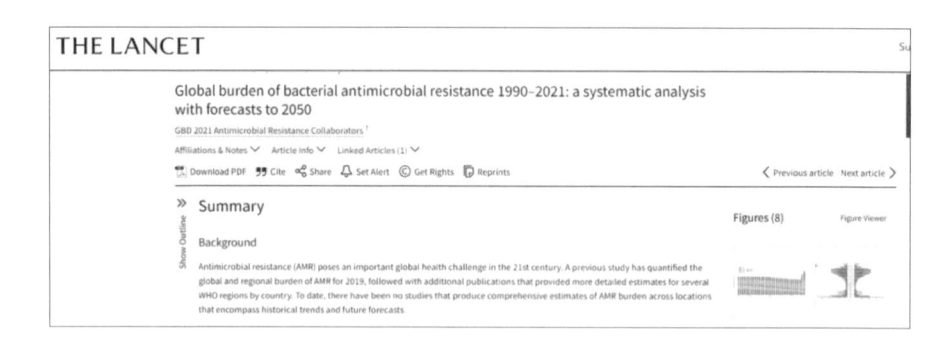

> **THE LANCET**
>
> Global burden of bacterial antimicrobial resistance 1990–2021: a systematic analysis with forecasts to 2050
>
> GBD 2021 Antimicrobial Resistance Collaborators
>
> **Summary**
>
> **Background**
>
> Antimicrobial resistance (AMR) poses an important global health challenge in the 21st century. A previous study has quantified the global and regional burden of AMR for 2019, followed with additional publications that provided more detailed estimates for several WHO regions by country. To date, there have been no studies that produce comprehensive estimates of AMR burden across locations that encompass historical trends and future forecasts.

研究分析了 1990 年至 2021 年間全球 204 個國家的死亡率資料和醫院記錄，特別關注了 22 種病原體、84 種細菌及其耐藥藥物組合。這些病原體包括金黃色葡萄球菌、肺炎鏈球菌、大腸桿菌等，許多都是引發常見感染的致病菌。

研究顯示，雖然在過去的 30 年裡，耐藥性感染導致的 5 歲以下兒童死亡人數下降了 50% 以上，但 70 歲以上老年人的死亡率卻上升了 80%。也就是說，老年人是耐藥性感染的高風險人群。老年人的免疫系統較弱，面對耐藥性細菌時，治療選擇有限，容易導致病情加重，甚至死亡。

報告特別指出，金黃色葡萄球菌的感染情況尤為嚴重。自 1990 年以來，與金黃色葡萄球菌感染相關的死亡人數增長了 90% 以上，從 1990 年的 57,200 人增加到了 2021 年的 130,000 人。這種細菌不僅容易感染皮膚，還會引發血液和內臟器官的嚴重感染。一旦出現耐藥性，現有的抗生素療法可能變得無效，導致治療失敗。

抗生素的耐藥危機

當前，隨著人口高齡化的加劇，70歲以上老年人面臨的抗生素耐藥性風險顯著增加。研究估計，到2050年，全球每年將有191萬人因抗菌素耐藥性直接死亡，另有822萬人將因與耐藥性相關的併發症死亡。其中，65%以上的死亡者將是70歲以上的老年人。

為什麼老年人群體對耐藥性感染如此脆弱？一方面，老年人的免疫系統較弱，無法像年輕人那樣有效對抗感染。另一方面，老年人往往患有多種慢性疾病，需要長期服用藥物，這種情況下，他們更容易遭遇抗生素濫用或不必要的抗生素治療。一旦感染上耐藥性細菌，他們的身體可能無法承受傳統抗生素療法的不足，導致病情迅速惡化。

此外，老年人住院時間較長，頻繁暴露在醫院環境中，這增加了他們接觸耐藥菌的風險。醫院是耐藥性細菌傳播的主要場所，尤其是在手術、重症監護等醫療程式中，患者容易感染到這些頑固的病菌。

幾乎同一時間，國際頂刊《自然》也發佈新聞報導：2050年，全球將有4000萬人因為耐藥性感染而死亡。這其中大多數是70歲以上的老年人。

可以說，在第一批抗生素徹底改變醫學的半個多世紀後，今天，抗生素耐藥性正在凝聚成一場「沉默的海嘯」，埋下未來可能陷落的伏筆。阻止耐藥危機大爆發，已經刻不容緩。

3-2 細菌耐藥性是怎麼產生的？

那麼，細菌的抗藥性是怎麼產生的呢？這和細菌的進化息息相關。進化這個概念我們可能都不陌生，簡單來說，它是生物在自然選擇的壓力下，不斷適應環境、變化和優化自身的過程。對細菌來說，抗生素就是一種巨大的環境壓力，而細菌為了生存，必然會做出反應，最終導致一些細菌對抗生素產生了抗藥性。

具體來看，當我們受到細菌感染時，醫生通常會根據病情開具抗生素來殺滅體內的細菌。然而，並不是所有細菌都會輕易被抗生素消滅。大多數細菌確實會被抗生素幹掉，但總有極少數細菌可能攜帶某種特殊的基因突變，使它們有能力抵抗這種藥物。這些「幸運」的細菌在抗生素的環境下生存了下來，並迅速繁殖，將它們的抗藥性基因傳遞給下一代。

並且，細菌的繁殖速度極快，一些細菌在短短的 20 分鐘內就可以完成一次分裂，產生兩個後代。假設某個細菌存活下來，它在幾小時內就可能繁殖出成百萬個後代。而這些後代，同樣繼承了能夠抵抗抗生素的基因，也就是說，這些細菌也具有了抗藥性。如此高效的繁殖意謂著，抗藥性細菌的數量可以在短時間內成倍增加。

正因為細菌繁殖得如此之快，它們的基因組在分裂過程中也會不斷發生變異。這些基因突變是隨機的，有些突變對細菌可能是無害的，甚至有害的，但也有一些突變可能恰好使細菌對某種抗生素產生了耐藥性。這種突變是完全自然發生的，類似於一種「基因彩票」，當突變有助於細菌抵抗抗生素時，這種變異會讓細菌在抗生素的環境中

具有生存優勢。久而久之，抗藥性細菌的數量就會越來越多，而那些對抗生素敏感的細菌則逐漸被淘汰。

更糟糕的是，細菌不光是自己繁殖出抗藥性後代，它們還非常「慷慨」地將抗藥性基因與周圍的其他細菌分享。這種分享並不需要細菌透過繁殖後代來完成，而是透過一種被稱為「基因水平轉移」的機制。也就是說，細菌可以直接將抗藥性基因傳遞給其他完全不相關的細菌，甚至不同種類的細菌。透過這種方式，抗藥性在不同細菌之間迅速傳播，使得我們面對的細菌越來越難以控制。

基因水平轉移主要有三種方式：轉化、接合和轉導。

其中，轉化是指細菌從它們的環境中直接攝取游離的 DNA 片段。想像一下，某個抗藥性細菌死亡後，它的細胞裂解了，裡面的 DNA 漂浮在周圍的環境中。這時，另一個細菌碰巧路過，發現這些游離的 DNA 片段，尤其是那些包含抗藥性基因的片段，於是將它們吸收進體內。透過這種方式，新的細菌獲得了抗藥性基因，雖然它之前並沒有這種能力，但現在它可以對抗抗生素了。

第二種方式是接合。接合有點像細菌之間的「基因交流」，透過一種叫做「菌毛」的結構，細菌可以互相連接，直接交換基因。特別是，細菌通常透過質粒（一種小環狀 DNA）傳遞抗藥性基因。質粒非常靈活，它不僅可以在同一種類的細菌之間流動，還可以跨越不同種類的細菌傳播抗藥性基因。透過接合，細菌之間的抗藥性可以迅速擴散，就像朋友之間快速傳遞一條資訊一樣。

最後一種方式是轉導，它涉及到一種叫做噬菌體的病毒。噬菌體是一種專門感染細菌的病毒，它會將自己的 DNA 注入到細菌中。當噬

菌體感染某個細菌後，有時候會將這個細菌的一部分基因「打包」到自己體內，然後再感染另一種細菌。於是，這些基因就被「轉導」到了另一種細菌中。如果這些基因中包含抗藥性基因，那麼被感染的細菌也會因此獲得抗藥性。這種方式特別危險，因為它能夠跨越物種，將抗藥性基因從一種細菌傳遞給完全不同的細菌。

基因水平轉移讓細菌能夠非常高效地共用抗藥性基因，因此，即使某種抗生素最初能有效控制某種細菌感染，過不了多久，耐藥性細菌就可能透過這種基因交換機制迅速崛起，形成新的抗藥性菌株。

超級細菌出現了

當一些細菌逐漸進化出對多種抗生素的抗性時，就成為了所謂的「超級細菌」。這些被稱為「超級細菌」的病原體，代表了自然選擇在微生物界的極端表現。在醫學上，超級細菌的出現給治療帶來了巨大的挑戰，因為它們不僅對一種抗生素具有抗性，往往對多種抗生素都產生了抵抗能力，使得傳統的治療手段幾乎無效。

事實上，超級細菌的形成離不開細菌的基因水平轉移，因為這種機制允許細菌透過直接接觸或透過病毒載體，將抗藥性基因傳遞給其他細菌。也就是說，一種細菌在獲得抗藥性基因後，不僅可以在自身種群中傳播該基因，還能跨種群傳播，導致抗藥性在不同細菌種群之間迅速擴散。

耐甲氧西林金黃色葡萄球菌（MRSA）是一種典型的超級細菌。這種細菌原本是金黃色葡萄球菌的一種變種。金黃色葡萄球菌是常見的細菌，通常引發皮膚和軟組織感染。比如，你可能因為割傷或擦傷感

染了這種細菌，雖然不舒服，但通常很容易治療。然而，隨著 20 世紀 80 年代甲氧西林（一種常用抗生素）的廣泛使用，金黃色葡萄球菌中的一部分開始進化出對這種藥物的耐藥性，逐漸形成了耐甲氧西林的菌株，也就是 MRSA。

MRSA 不僅對甲氧西林產生了抗性，它對多種抗生素也有抵抗能力，這使得傳統的抗生素治療對它幾乎無效。MRSA 的感染可以從簡單的皮膚感染發展到嚴重的肺炎、敗血症，甚至危及生命。尤其是在醫院環境中，MRSA 感染非常常見。病人在手術後、重症監護中，或者免疫力低下時，容易遭受這種超級細菌的攻擊。而治療 MRSA 感染通常需要使用非常強效、昂貴的抗生素，且療程往往較長，成功率也較低。

除了 MRSA，耐萬古黴素腸球菌（VRE）也是一種令人擔憂的超級細菌。腸球菌是一種常見的腸道細菌，對健康個體通常無害。然而，當這些細菌獲得了對萬古黴素的抗性後，它們就成了超級細菌 VRE。

萬古黴素是一種非常強效的抗生素，通常用於治療那些對其他抗生素具有抗性的細菌感染。然而，當腸球菌進化出對萬古黴素的耐藥性時，治療這些感染變得極為困難。VRE 感染在醫院中尤其常見，特別是對免疫系統較弱的患者。比如長期住院的老人、癌症患者或器官移植後的病人，往往更容易感染 VRE。由於這些患者本身免疫力低，VRE 對多種抗生素的耐藥性使得治療難上加難，感染可能會迅速擴散，導致血液感染、心內膜炎等嚴重疾病，甚至死亡。

2024 年 8 月，世界衛生組織（WHO）發出了一個嚴峻的警告：一種前所未有的、對所有抗生素具備耐藥性的高毒性超級細菌正在全球蔓延。這種細菌的威脅非常大，因為它不僅對常見的抗生素無效，甚至連那些通常被稱為「人類最後防線」的強效抗生素也無法對它產生作用。如今，這種超級細菌已經在 16 個國家被發現，包括美國、中國、英國、印度和日本。世界衛生組織將這種細菌的全球傳播風險評估為「中等」，這意謂著雖然還沒有到達最危險的級別，但它的威脅正在迅速增長。

這種超級細菌名叫高毒性肺炎克雷伯氏菌（hvKp），早在 1980 年代就首次在亞洲被發現。當時，這種細菌已經展現出對一些抗生素，比如氨苄青黴素的耐藥性，但那時它還沒有引起足夠的重視。隨著時間的推移，細菌的變異速度加快，它逐漸對越來越多的抗生素產生了耐藥性。尤其是在最近幾年，這種細菌的耐藥性變得越來越廣泛，幾乎所有現有的抗生素對它都無效。

最令人擔憂的是高毒性肺炎克雷伯氏菌的 ST23 亞株，它已經對一種叫做卡巴培南的抗生素產生了耐藥性。卡巴培南類抗生素通常被稱為「最後的防線」，因為它們通常用於治療那些已經對常規抗生素產生抗藥性的嚴重感染。換句話說，當其他抗生素都不起作用時，醫生會使用卡巴培南類藥物來對抗嚴重感染。然而，ST23 亞株的耐藥性打破了這一防線，意謂著我們現在已經沒有有效的藥物來對抗這種超級細菌了。

抗生素的耐藥危機

卡巴培南類藥物是青黴素的強效版本，通常用於治療像敗血症、肺炎、泌尿感染等嚴重的細菌感染。隨著高毒性肺炎克雷伯氏菌對這種藥物產生耐藥性，治療這些感染變得更加複雜，甚至可能完全無解。

如何對抗超級細菌？

隨著超級細菌的崛起，曾經有效的抗生素逐漸失去作用，全球的科學家們正在競相尋找新的治療方法，以應對這一危機。

然而，開發新的抗生素是一個複雜、漫長的過程，開發一種新抗生素，並不是簡單地在實驗室裡「混合化學物質」那麼容易。

首先，科學家需要找到那些能夠殺死或抑制細菌生長的化合物。這通常需要大量的篩選和實驗，一般會從自然界中的微生物、土壤等環境中尋找潛在的化合物。即便找到了這種物質，接下來的臨床試驗也可能要花費10年甚至更長的時間，以確保新藥不僅有效，而且對人體安全。

另外，細菌的進化速度快得驚人。它們可以透過基因突變或者相互間的基因交換，快速獲得抵抗力。科學家在開發新抗生素的同時，細菌也在尋找「對策」。這場「競賽」幾乎沒有終點。

儘管挑戰巨大，科學家們仍在不斷努力。近年來，一些新的抗生素已經進入了研發和測試階段。比如，一種名為泰斯巴汀（teixobactin）的新型抗生素引起了廣泛關注。它是從土壤細菌中提取出來的，展示了對多種耐藥性細菌的強大殺滅能力。與傳統抗生素不同，泰斯巴汀攻擊的是細菌細胞壁的脂質部分，而不是蛋白質或DNA，這使得細菌難以透過常規突變產生抗藥性。

不過，雖然像泰斯巴汀這樣的發現讓人們看到了希望，但從實驗室到市場，通常需要十幾年的研究和審批過程。這也是為什麼現階段，科學家們不僅在尋找新的抗生素，還在探索替代治療方法的原因。

目前，一種最受關注的代替治療方法是噬菌體療法。這種療法並不依賴化學藥物，而是使用一種天然存在的病毒——噬菌體，來專門對付細菌。

噬菌體是一種能夠感染並殺死細菌的病毒，它的名字來源於「食菌」（bacteriophage）的意思。與抗生素不同，噬菌體具有高度的特異性，它們只攻擊特定的細菌種類，而不會影響人體的其他細胞或有益菌群。

簡單來說，噬菌體就像是一種「定制化」的細菌殺手，它們鎖定細菌目標後，注入自己的遺傳物質，強迫細菌成為「病毒製造工廠」。最終，噬菌體在細菌內部大量複製，直到細菌爆裂死亡。

噬菌體的獨特性使其成為抗擊超級細菌的重要武器之一。一方面，噬菌體只會攻擊特定的細菌，不像抗生素那樣可能誤傷有益菌。這意謂著它可以針對某一種細菌進行「精準打擊」，避免了抗生素廣譜作用下的副作用，比如破壞腸道菌群。另一方面，與抗生素不同，細菌要想對噬菌體產生抗性要複雜得多。即便細菌產生了抗性，科學家還可以快速調整噬菌體，設計出新的噬菌體來繼續對抗細菌。並且，噬菌體不僅會殺死細菌，還能在細菌中大量複製自己。這種特性使得在感染部位使用少量噬菌體就能產生很好的治療效果。

儘管噬菌體療法充滿希望，但它也面臨一些挑戰。首先，噬菌體的特異性雖然是優勢，但也意謂著一個噬菌體只能對付一種類型的細

菌，這限制了它的廣泛使用。其次，噬菌體進入人體後可能會被免疫系統識別並清除，這在一定程度上削弱了它的效果。

或許，未來的醫學治療中，不再僅僅依賴單一的抗生素或噬菌體療法。科學家們正在研究一種「聯合療法」，將抗生素和噬菌體結合起來使用。這樣的組合療法可能會產生更強的殺菌效果，同時降低細菌對抗生素和噬菌體的抗藥性風險。比如，抗生素可以削弱細菌的防禦機制，而噬菌體則趁虛而入，殺死細菌。

3-3 濫用抗生素的代價

不得不承認的是，今天會出現如此嚴峻的抗生素耐藥危機，很大一部分原因就是濫用抗生素。因為人們對抗生素的過度依賴和不合理使用，讓細菌學會了如何對抗這些「神奇藥物」，逐漸演變成了更加難纏的超級細菌。

以著名的抗生素——青黴素為例，自從 1940 年青黴素被廣泛使用以來，它就迅速成為了醫生們對抗細菌感染的有力武器。它的出現讓許多曾經致命的感染變得可以治癒，特別是在二戰期間，青黴素拯救了無數士兵的生命。然而，青黴素的廣泛使用，也帶來了一個意想不到的後果：細菌並不是靜止不變的，它們透過基因突變和進化，逐漸對抗生素產生了抵抗能力，最終形成了耐藥菌株。尤其是在抗生素使用不當的情況下，細菌變得更強，更頑固，直到成為「超級細菌」。

青黴素最初只針對葡萄球菌等少數幾種細菌有效，而隨著科學的發展，醫學界開始研發出所謂的「廣效性抗生素」。與青黴素只能殺死

某些特定細菌不同，廣效性抗生素可以對抗多種不同類型的細菌。聽起來，這似乎是一件好事，畢竟能夠用一種藥物對付多種感染，讓醫生的工作變得更加簡單。但問題在於，這種廣效性抗生素的濫用，正是細菌耐藥性問題加劇的原因之一。

舉個簡單的例子，過去如果你去看醫生，醫生可能會根據詳細的檢查來確定你感染的是哪種細菌，然後針對性地開出相應的抗生素。然而，廣效性抗生素的出現，讓這種嚴謹的流程變得可有可無。醫生可能不再需要進行詳細的檢查，直接給你開一個廣效性抗生素，哪怕你感染的細菌類型還沒有完全弄清楚。因為這種藥物對多種細菌有效，似乎不用考慮太多細節就能起到作用。但這樣的做法卻讓細菌有了更多的機會接觸抗生素，並逐漸進化出抵抗這些藥物的能力。

此外，許多人對抗生素抱有一種「神奇藥物」的迷信心理。一些患者只要感冒或者出現一點小外傷，就會主動要求醫生給他們開抗生素。甚至有些人為了圖方便，自己跑去藥店買抗生素，隨意服用，因為在很多人看來，只要一出現病症，抗生素就是萬能的「治療藥物」。他們不清楚抗生素主要是針對細菌感染，而病毒感染如普通感冒、流感等是無法用抗生素治癒的。這就導致，濫用抗生素的現象非常普遍，尤其是在那些對藥品知識瞭解不夠的地方。患者在不清楚病因的情況下，往往過度依賴抗生素，認為多吃幾片抗生素就能讓病快點好，而忽視了其背後的潛在風險。

抗生素絕對不是一種「壞藥」，它拯救了無數人的生命，也依然是現代醫學中不可或缺的一部分。問題不在於抗生素本身，而在於它被不當使用了。只有在明確的細菌感染情況下，抗生素才應當被使用。

醫生在開具抗生素處方時，也需要有足夠的謹慎，不應輕易為患者開出抗生素，尤其是那些可能是病毒感染的病症。

此外，在用藥的過程中，劑量和療程必須合理。通常抗生素的療程是二到三天，有時最長也不應超過七天。如果使用抗生素的時間過長，細菌可能會逐漸產生耐藥性；而如果療程不足，細菌可能沒有被徹底殺滅，反而讓存活的細菌有機會發展出抗藥性。

與此同時，食物鏈也助長了對抗生素的耐藥性。目前，已有越來越多的人達成共識，即在動物和農業中不必要的抗生素使用是導致抗生素耐藥的重要原因。農業和水產養殖業顯然需要抗生素，正確使用抗生素可保障動物健康福利以及糧食安全。然而，抗生素在全球的使用大部分不是用於治療患病動物，而是為了防止感染，或僅僅是為了促進生長。在畜牧業中抗生素不僅使用量巨大，而且常常包括那些對人類非常重要的藥物。在美國食品和藥品管理局（FDA）定義為醫學上對人類重要的抗生素中，70%（按重量計算）都用於動物。

儘管抗生素耐藥問題愈演愈烈，但人類失去這些藥物的速度遠遠超過其替代藥物的研發速度。自20世紀80年代以來，發現抗生素的速度急劇下降。在過去20年間，即使極少數新型抗生素能上市，也是源自幾十年前的科研突破。

抗生素的濫用已經讓人類今天付出了慘重的代價，未來的醫學需要在抗生素使用上更加小心和合理，才能為後代保留這類寶貴的藥物資源。只有透過共同的努力，我們才能夠避免在不久的將來面臨無法治癒的感染性疾病。

3-4 不要小看抗生素的副作用

和所有的藥物一樣，抗生素在治療疾病時，也會帶來一些不容忽視的副作用，其中最常見的就是腹瀉。這種副作用的出現，和抗生素破壞了人體腸道內的菌叢平衡息息相關。

我們身體裡住著無數的微生物，它們構成了複雜的「微生態系統」，其中有一些是對身體有益的「好菌」，而另一些是可能引發疾病的「壞菌」。當抗生素進入人體時，它們並不會區分這些微生物的「好壞」，無論是好菌還是壞菌，都可能在抗生素的攻擊下被消滅。尤其是廣效性抗生素，它們對多種細菌都有殺滅作用，在治療感染的同時，也會對腸道內的微生物群造成破壞。

腸道內的微生物群，也就是我們常說的「腸道菌群」，是近年來科學家們研究的熱點話題。越來越多的研究表明，腸道菌叢不僅僅是幫助消化那麼簡單，它還在抵禦感染、調節免疫系統、促進維生素的合成等方面扮演著重要角色。

腸道內的一些好菌，像比菲德氏菌和乳酸菌，就是維持腸道健康的重要「功臣」。它們幫助我們分解食物中的複雜碳水化合物，促進營養物質的吸收，同時也透過和壞菌的「競爭」，抑制了病原菌的生長，減少了感染的機會。

然而，當我們使用抗生素時，這些好菌也會被誤傷。廣譜抗生素，或者說廣效性抗生素的殺菌機制非常強大，它們不僅殺死引起感染的病原體，還會把這些幫助我們維持健康的好菌一併消滅。這就像一個不分敵我的「炸彈」，它在摧毀敵人的同時，也把無辜的居民一同

炸飛。結果是，腸道內的生態平衡被打破，原本和諧共處的微生物環境被徹底改變，進而影響到身體的其他機能。

在腸道菌叢平衡被破壞後，身體很容易出現一些不適症狀，其中最常見的就是抗生素相關性腹瀉。這是因為腸道內的好菌被殺死後，腸道內的「壞菌」趁機快速繁殖，破壞了正常的消化功能。我們熟知的大腸桿菌、金黃色葡萄球菌等，雖然它們在正常情況下也生活在我們的腸道內，但只要它們數量過多，或者佔據了主導地位，就會引發各種問題。尤其是大腸桿菌，當它的數量失控時，很容易引發腸胃不適，導致腹瀉。

值得一提的是，這些「壞菌」並不總是對身體有害的。比如，大腸桿菌雖然是引發食物中毒的「罪魁禍首」，但它在幫助合成維生素 K 和某些 B 族維生素的過程中，扮演著不可或缺的角色。因此，腸道菌叢的平衡其實非常微妙，既需要好菌的維持，也需要壞菌的適當存在。然而，抗生素的無差別「屠殺」，會打破這種微妙的平衡，導致腸道內菌群失調，進而影響人體的整體健康。

比如，腸道內的微生物除了是幫助我們消化食物，它們還透過與免疫系統的互動，幫助調節身體的免疫反應。腸道菌叢可以透過產生一些短鏈脂肪酸、維生素等物質，增強免疫細胞的活性，幫助身體更好地抵禦外來的細菌、病毒等病原體。一旦腸道菌群失衡，免疫系統的功能也會受到影響，身體的抵抗力會變差，更容易感染疾病。

腸道細菌學的日本科學家光岡知足就曾指出，抗生素會破壞腸道內的菌叢平衡，從而削弱身體的免疫力。如果一個人頻繁使用抗生素，比如每個月感冒都吃抗生素，那麼他的腸道菌群就會不斷受到衝

擊，逐漸失去平衡。隨著時間的推移，腸道內的好菌數量越來越少，而壞菌則可能趁機「作亂」。結果，這個人的免疫力會變得越來越差，感冒的頻率反而會越來越高。那麼，到底是什麼讓他生病的？是感冒病毒，還是他頻繁使用的抗生素？

這裡的關鍵就在於，抗生素並不是「萬能藥」，它們只有在真正需要的時候才應該使用。抗生素的使用一定要合理。醫生在開具抗生素處方時，應該明確病因，確定感染是由細菌引起的，而不是病毒或其他因素。在治療期間，抗生素的劑量和療程也必須嚴格控制，通常一個療程不應超過 7 天，以免過度破壞腸道內的菌群。如果長時間、大劑量地使用抗生素，不僅可能引發腸道問題，還可能導致細菌產生耐藥性，使得治療變得更加困難。

總而言之，抗生素雖然是對付細菌感染的有效工具，但它在使用時一定要慎重，尤其是要考慮到它對腸道菌群平衡的影響。人體的健康離不開腸道內的微生物，腸道菌叢不僅幫助我們消化食物，還在維持免疫功能、抵禦感染方面起著重要作用。濫用抗生素會破壞這一平衡，導致一系列健康問題。因此，我們在使用抗生素時，一定要謹慎，只有在確實需要的時候才使用，並且嚴格遵循醫生的指示，以保護我們體內的「微生態系統」。

濫用抗生素會讓體內黴菌增加

濫用抗生素不僅會導致細菌產生耐藥性，還會引發體內黴菌的增生，這是另一個嚴重的問題。抗生素的作用是殺滅細菌，但它對黴菌（真菌類）是沒有效果的，也無法對抗病毒。因此，當人們濫用抗生素

時，體內的黴菌不僅不會被抗生素殺死，反而因為菌群失衡而迅速繁殖。

常見的黴菌有耳念珠菌、麴菌和白癬菌等。一般情況下，健康人群的體內也有少量黴菌，但由於體內的免疫系統和腸道菌群的共同作用，這些黴菌通常不會大量繁殖，也不會引發感染。人體內的細菌和真菌本來是共生狀態，它們之間有一個微妙的平衡。腸道中的「好菌」抑制著黴菌的過度生長，保持了健康的平衡環境。

然而，問題就在於，當人們濫用抗生素時，抗生素並不會區分哪些細菌是「好菌」，哪些是「壞菌」。它會同時殺死腸道內的好菌和壞菌，甚至是皮膚、黏膜等其他部位的細菌。結果就是，細菌被消滅了，但黴菌的天敵也消失了。這時候，腸道內的菌叢平衡被徹底打破，黴菌沒有了抑制力量，開始瘋狂繁殖，最終導致體內黴菌數量急劇增加。

有一種說法是「常常服用抗生素的人，很容易出現耳念珠菌感染」，要知道，耳念珠菌不僅存在於女性陰道內，它還與其他微生物共同生活在我們的消化道內。當腸道菌群平衡時，這些真菌不會發病，但一旦抗生素濫用，耳念珠菌就會在腸道內繁殖，造成感染。耳念珠菌過度繁殖，可能導致口腔、胃腸、皮膚等部位的真菌感染，給身體帶來一系列問題。

除了耳念珠菌，體內其他種類的黴菌也會因為抗生素的濫用而迅速增加。比如，麴菌和白癬菌等也可能趁虛而入，尤其是在免疫力較低的人群中。黴菌的增多與過敏性疾病、免疫力低下等問題密切相

關。一旦真菌數量失控，可能會引發皮膚、黏膜或內臟的真菌感染，這些感染通常難以治癒，並且可能反復發作。

澳洲的《抗生素治療指南》就明確指出，大部分病毒感染和輕度細菌感染都可以依靠人體的自癒能力自然痊癒，不需要使用抗生素。這句話道出了抗生素使用的一個基本原則：抗生素是用於對付細菌感染的，而人體的免疫系統本身就有很強的自癒能力，許多小病小痛不需要依賴藥物，身體自己就能處理。濫用抗生素反而會破壞這種自然的平衡。

總而言之，抗生素的確是醫學領域的「王牌」，但它不應該是我們日常生活中的常備藥品，隨意使用只會讓它的效用逐漸消失。抗生素濫用不僅會導致細菌耐藥性問題，也會讓體內的真菌趁機壯大，最終影響我們的整體健康。因此，只有在真正需要時，抗生素才能發揮它應有的作用。

4

CHAPTER

沒有必須吃一輩子的藥

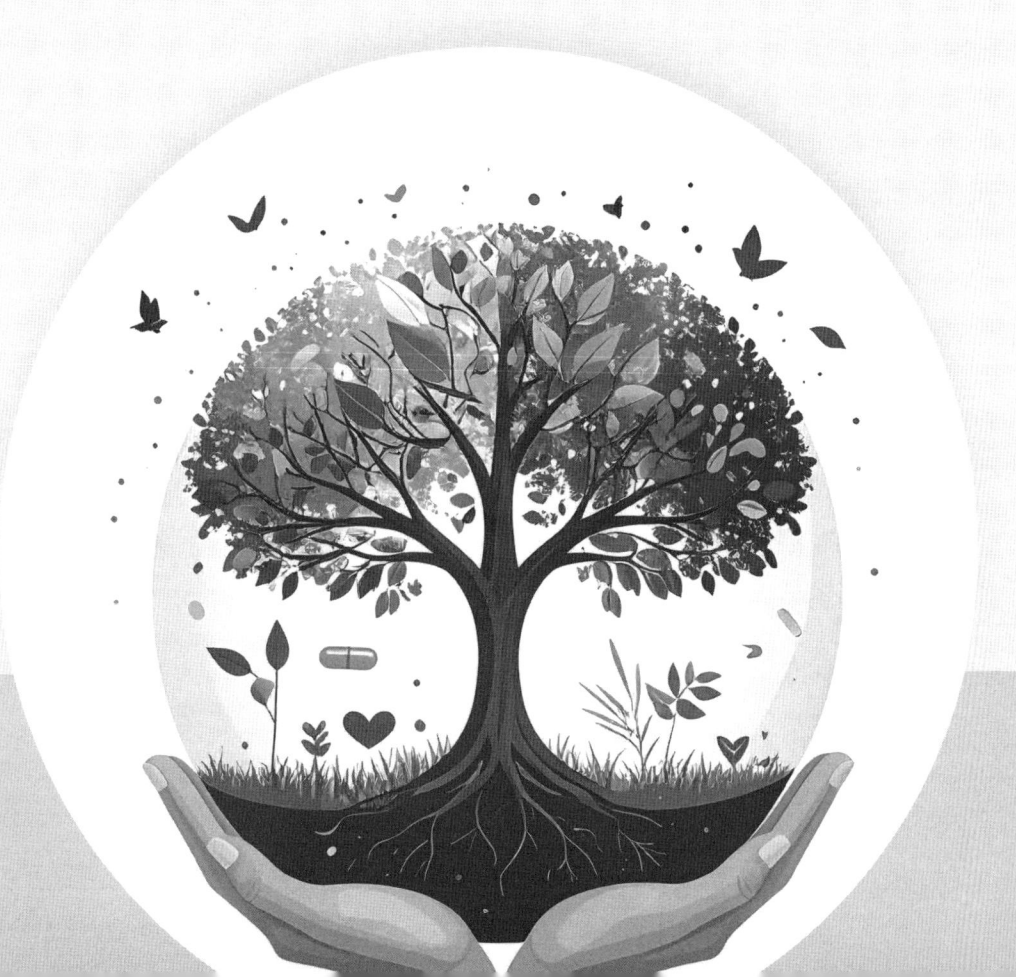

4-1 「三高」一定要吃藥嗎？

「三高」這個詞在我們生活中已經越來越常見，尤其是在健康體檢時，很多人會發現自己的血壓、血脂或血糖超過了標準，於是便開始緊張，覺得必須立刻開始吃藥控制。但事實真的是這樣嗎？

所謂「三高」，指的就是高血壓、高血糖和高血脂，目前，「三高」已經成為影響現代人健康的主要因素之一，很多慢性疾病都和這三高脫不了關係。隨著生活方式的改變，工作壓力的增大，以及飲食習慣的變化，三高的問題變得越來越普遍，尤其是在中老年人群中，並且還出現了年輕化的趨勢。但它們各自的危害和影響不同，處理方式也需要具體情況具體分析。

高血壓是指血液在流經血管時，對血管壁產生的壓力過高。長期的高血壓會對心臟、血管和腎臟等器官造成損害，可能引發心臟病、中風等嚴重後果。

高血糖通常與糖尿病聯繫在一起。當血糖水準長期偏高時，胰島素的調控功能可能出現問題，這就會引發糖尿病。而糖尿病如果得不到良好控制，還可能導致眼睛、腎臟和神經等系統的損傷。

高血脂則是指血液中的膽固醇和三酸甘油酯水準過高。血脂過高會讓血管變得越來越狹窄，增加動脈粥樣硬化的風險，從而導致心臟病或中風。

很多人去醫院體檢時發現血壓、血糖或血脂一項超標，就非常緊張，覺得自己肯定是得了高血壓、高血糖或者高血脂，需要馬上吃藥

控制。這種反應其實很常見，尤其是大家都知道「三高」對健康有害，擔心這些指標如果不及時控制，會導致更嚴重的疾病。殊不知，這種一超出標準就開始吃藥的行為，才是長期損害了健康。

首先，我們需要明白的是，體檢中的一次性資料，並不一定代表你的健康狀態真的出了大問題。血壓、血糖和血脂的水準會受到很多因素的影響，比如體檢當天的情緒、飲食習慣、睡眠品質等等。一些臨時性的波動可能會讓你的指標超過正常範圍，但這並不意謂著你馬上就需要依賴藥物來控制這些資料。

就「三高」的問題而言，很多人一吃藥，就再也停不下來，因為總想依賴藥物把指標控制在正常範圍內。畢竟，對於大多數人來說，既然三高對身體有害，為什麼不早點用藥控制，避免病情加重呢？

但其實，藥物並不是三高問題的萬能解決方案。藥物雖然可以幫助控制血壓、血糖和血脂，但它們並不能從根本上解決問題。

歸根究柢，之所以會出現「三高」，實質上是生活方式出現了問題。藥物只能在一定程度上「管理」這些指標，卻不能消除導致三高的根本原因——生活方式的問題。

舉個例子，很多高血脂患者的血脂異常是由於長期攝入過多高脂肪、高膽固醇、高熱量的食物，以及缺乏運動導致的。如果一檢測出高血脂，馬上依賴藥物，雖然短期內血脂可能會下降，但如果不改變飲食和運動習慣，問題依然會持續存在，甚至可能加重。而且，長期依賴降脂藥物，還可能對肝臟功能造成負擔。

同樣的道理也適用於高血壓和高血糖。高血壓藥物雖然能夠快速降低血壓，但長期服用可能帶來頭暈、疲倦等副作用；降血糖藥物則可能導致低血糖反應，使得患者感到虛弱。而透過調整生活方式，許多早期的高血壓、高血糖問題是可以自然改善的，無需立即依賴藥物。

因此，抗擊三高，藥物固然是重要的手段，藥物可以在緊急情況下起到作用，但它不是唯一的選擇，健康的生活習慣才是長久之計。

4-2 | 小心高血壓的標準值陷阱

「高血壓」這個詞已經在我們的日常生活中非常常見了。隨著人們健康意識的提高，越來越多的人定期體檢，而高血壓往往是體檢報告中最常提到的問題之一。

《中國心血管健康與疾病報告 2021》顯示，中國成人高血壓患病人數已達到 2.45 億，其中老年人患病率為 54.92%，相當於每 2 位老年人就有 1 位高血壓患者。哪怕在 18~34 歲的青年人群中，高血壓的患病率也超過 10%。

大家留意身邊也會發現，高血壓患者的人數似乎越來越多，幾乎每個人的身邊都有人在服用降血壓藥。這背後，除了與現代生活環境、生活方式的變化有關，還有一個重要的原因，就是高血壓的標準值也一直在變化。

血壓就是心血管系統裡的壓力，心臟和全身的血管組成了一個封閉的有彈性管路。心臟收縮，給血液在管路裡的迴圈提供了動力，血

液對血管的壓力，就是血壓；這其實就跟我們家裡的水管是同一個道理，心臟就如同水泵，血管就如同水管。

心臟收縮時，血液沿著血管往前跑，此時血液對血管的壓力就是收縮壓（高壓）；心臟舒張時，血管收縮，擠壓著血液回流，此時血液對血管的壓力就是舒張壓（低壓）。這個壓力如果太大，就是所謂的「高血壓」了。

高血壓標準值的變化歷程

高血壓的定義並不是一成不變的，隨著醫療技術的進步和健康資料的積累，醫學界對「正常血壓」的標準也在不斷調整。

在 20 世紀 60 年代之前，血壓標準並不像今天這樣嚴格。當時普遍的標準是根據「年齡+90」來計算收縮壓的正常值。也就是說，如果一個人 40 歲，那麼他的理想收縮壓應該不超過 130，50 歲是 140，60 歲則可以是 150。這種標準認為，隨著年齡的增長，血壓自然會上升，這是人體的正常反應，並沒有必要將這些變化視為疾病。

在那個時候，按照這種標準，大多數老年人的血壓被認為是正常的，只有那些血壓非常高的人才會被診斷為高血壓患者。也就是說，按照 60 年代的標準，只有很少的人會被認為是高血壓患者。

到了 1978 年，世界衛生組織（WHO）首次發佈了全球高血壓標準，明確提出了高血壓與年齡無關的觀點。當時的標準是，收縮壓超過 160 mmHg，舒張壓超過 95 mmHg，就可以被診斷為高血壓。這一標準開始打破了過去「血壓隨年齡增長」的觀念，強調不論年齡，只要血壓超出這個範圍，就應該引起注意。

這次標準的變化使得更多人，尤其是老年人，開始被認為是高血壓患者。但相對於現代標準，這仍然是一個相對寬鬆的定義。

1999 年，WHO 和國際高血壓學會再次對高血壓標準進行了修訂。這一次，標準被收緊為收縮壓超過 140 mmHg，舒張壓超過 90 mmHg 即為高血壓。這一變化帶來了顯著的影響，因為原來血壓在 140 到 160 之間的人，按照新的標準也被劃入了高血壓患者的行列。

日本在 1999 年迅速跟進這一標準，當時的高血壓患者人數從 170 萬人暴增到 1510 萬人，一夜之間高血壓患者的數量增加了近 9 倍。這個激增的數字充分說明了標準變化對高血壓定義的巨大影響。

2003 年，美國的國家高血壓教育計畫再次更新了高血壓標準，提出了「正常血壓應低於 120/80 mmHg」的建議。這個標準進一步收緊，將很多原本被認為是「健康」的血壓範圍歸入了高血壓或「高危」類別。

特別是對於中老年人，按照這一標準，他們的血壓如果達到 130/85，就可能被視為需要干預的高血壓患者。這一標準的發佈無疑讓高血壓患者的人數繼續攀升，很多原本沒有健康問題的人，也因為血壓略微超標而開始服用降血壓藥。

2017 年，美國心臟病協會（AHA）再次發佈了新的高血壓指南，將高血壓的定義進一步收緊到 130/80 mmHg。這意謂著，收縮壓超過 130，或舒張壓超過 80，就被認為是高血壓。這一標準的改變幾乎立即引發了全球範圍內的討論。在這一標準下，美國的高血壓患者人數從原來的 7200 萬人增加到了 1.03 億人。這一次，近一半的美國成年人被

診斷為高血壓患者。可以看見，標準的變化直接導致了高血壓人數的激增。

直到今天，高血壓的判斷依然沿用著「130/80 mmHg」的標準，在嚴格的標準下，成為高血壓患者的人也越來越多。

標準值收緊，好事 or 壞事？

隨著高血壓標準值的收緊，越來越多的人開始關注血壓問題，但這到底是一件好事，還是壞事呢？

從好的一方面來看，高血壓被稱為「無聲的殺手」，因為它沒有明顯症狀，很多人在血壓持續升高的情況下，自己並沒有感覺到不適。隨著標準值的收緊，更多的人開始意識到即使是輕微的血壓升高也可能帶來健康風險。透過早期干預，可以降低心臟病、中風等嚴重心血管疾病的發生風險。

過去，許多人認為血壓只要不超過 140/90 mmHg 就算正常，但這一標準忽視了很多輕度高血壓患者的潛在風險。標準值的收緊促使醫生和患者更早關注血壓問題，提早採取措施，比如調整飲食、增加運動、戒菸限酒等生活方式干預，從而能夠有效降低高血壓導致的長期健康風險。醫學研究表明，輕度的血壓升高也可能對血管和心臟造成慢性損傷，而透過降低診斷標準，更多人能夠在損傷發生之前進行預防。

但是，從另一方面來看，標準值的收緊雖然讓更多人開始意識到自己可能患有高血壓，但這也可能導致不必要的緊張情緒。尤其是一些輕度高血壓患者，雖然血壓略微超出新標準，但並不意謂著他們的

身體已經處於嚴重的健康風險之中。然而，一旦被診斷為高血壓，很多人就會產生極大的心理負擔，擔心自己會發展成更嚴重的心血管疾病，甚至陷入焦慮和緊張。

這種心理負擔會進一步加劇身體的壓力反應，反而可能讓血壓問題變得更加嚴重。研究表明，心理壓力是導致高血壓的一個重要因素，如果一個人因為過度擔心高血壓而變得焦慮，反而可能讓原本輕度的血壓問題加重。

與此同時，隨著高血壓診斷標準的收緊，越來越多的人被建議開始使用降血壓藥物。然而，對於許多輕度高血壓患者來說，藥物並不是最好的解決方案。許多醫生在面對診斷結果時，往往出於保險起見，會給患者開具降血壓藥物，而忽視了生活方式干預的效果。

血壓稍高，不一定就是病

從現代醫學的角度來看，高血壓會引發一系列嚴重的健康問題，包括心肌梗塞、腦中風和其他心血管疾病。因此，許多人認為，只要把血壓降到「標準範圍內」，就能夠健康長壽。但這種說法真的完全正確嗎？

其實，高血壓本身並不是一個簡單的二元對立問題，血壓高並不一定意謂著健康問題，而低血壓也不代表就是健康無虞。

那麼，就當前的血壓標準值來說，是不是意謂著所有血壓超過130/80的人都應該被視為「生病」呢？其實不然。血壓的高低不僅取決於個體的年齡、性別、生活方式等因素，還與遺傳和體質密切相

關。對於很多老年人來說，血壓自然會上升。為什麼血壓會隨著年齡增長而變化呢？

要知道，當我們隨著年齡的增長，身體會經歷一系列的自然變化，其中之一就是血管變得更僵硬、彈性下降，血管內徑也會變得更狹窄。為了確保身體各個器官，特別是大腦和肌肉能夠獲得充足的血液，心臟需要更大力度地將血液泵出。因此，血壓自然會上升，這是一種身體的自我調節機制，而不是疾病的表現。

對老年人而言，略高的血壓反而有助於保證重要器官的血液供應。相反，如果強行透過藥物將老年人的血壓降得過低，可能導致重要器官無法獲得足夠的血液，進而引發頭暈、昏厥，甚至中風等嚴重後果。因此，在老年人中，維持適當的血壓水準比一味追求低血壓更為重要。

日本慶應義塾大學的一項研究對 163 位 100 至 108 歲的高齡者進行了調查，發現這些高齡老人中，生活自理能力最高的反而是那些收縮壓在 156 到 220 mmHg 之間的人。這意謂著，單純追求低血壓未必是高齡人群健康長壽的關鍵。研究還顯示，血壓較高的老年人認知能力往往比血壓偏低的老人要好。這背後說明了一個事實：血壓高低與健康之間的關係並不是簡單的二分法可以解釋的。

可以看到，高血壓本質上並不是一個「二元對立」的問題，血壓的高低並不意謂著健康與疾病的簡單劃分。尤其對於老年人來說，隨著年齡增長，血壓自然升高是一種生理現象，並不能簡單地定義為「疾病」。血壓的高低只是健康狀況的一個指標，並不能單獨作為衡量健康的唯一標準。每個人的體質不同，對於血壓的承受能力也不同，

血壓高低與健康的關係往往取決於個體的具體情況。所以，在今天，在面對高血壓問題時，我們應該更加理性地看待，避免誤入高血壓的標準值陷阱，反而對健康造成長久的傷害。

4-3 │ 你有降血壓藥依賴症嗎？

很多人被診斷為高血壓後，往往第一時間想到的是吃降血壓藥，而且一吃就是好幾年、幾十年，甚至更久。這種情況常常會讓人產生依賴感，彷彿一旦不吃藥，血壓就會失控，帶來健康風險。

並且，很多患者在服用降血壓藥的過程中，會發現藥物的劑量逐漸增加。起初可能只需要少量的藥物就能控制血壓，但隨著時間的推移，藥效似乎逐漸減弱，醫生不得不不斷增加劑量，甚至加入其他藥物聯合使用。這種現象並不少見，這種現象其實就是降血壓藥依賴症。

降血壓藥依賴症是怎麼形成的？

很多人一旦開始使用降血壓藥，往往難以停藥，逐漸形成了所謂的「降血壓藥依賴症」。為什麼會這樣呢？

首先，我們需要理解，降血壓藥雖然能有效控制血壓，但它並不能治癒高血壓。高血壓是一種慢性疾病，通常與生活方式和年齡密切相關。藥物的作用是暫時抑制血壓上升，降低心臟和血管的負擔，但它無法根治問題的根源。很多人一開始使用降血壓藥，確實能感受到血壓的明顯下降，但長期依賴藥物，身體逐漸適應了藥物的作用，一

沒有必須吃一輩子的藥 **4**
CHAPTER

旦停藥，身體就會缺乏外來的調節，血壓往往會迅速反彈，有時甚至比停藥前更高。

　　為什麼會出現這種「反彈效應」呢？這主要與人體的生理調節機制有關。降血壓藥透過不同的方式（如擴張血管、減少心臟負擔、排出體內多餘水分等）來降低血壓。當患者長期依賴藥物，身體的自我調節能力逐漸減弱，甚至變得過度依賴藥物的幫助。一旦藥物停止，身體的自我調節機制沒有足夠的時間恢復，導致血壓快速上升。很多患者因此害怕停藥後的風險，最終選擇長期服藥，這就逐漸形成了所謂的「降血壓藥依賴症」。

　　除了生理上的依賴，心理上的依賴也是一個重要因素。高血壓患者通常會非常關注自己的血壓變化，很多人會頻繁測量血壓，甚至每天好幾次。一旦發現血壓有波動，尤其是稍微升高時，他們可能會感到不安，擔心血壓失控會帶來嚴重的健康後果。這樣的心理壓力導致很多人對藥物的依賴不僅僅是生理上的，還有心理上的。他們會認為一旦不吃藥，血壓就會失控，心臟病、中風等嚴重併發症的風險就會增加。即使有時候血壓只是稍微升高，他們也會感到焦慮，認為必須要透過增加藥物劑量來控制。這種心理依賴往往比生理依賴更難克服，因為它不僅僅是對健康的擔憂，更是一種長期積累下來的思維習慣。

　　此外，很多患者在服藥過程中，隨著時間推移，往往發現藥物的效果變得不如從前。也就是說，剛開始吃藥時，一小劑量的降血壓藥可能就能有效控制血壓，但隨著身體對藥物的適應，原先的劑量可能已經不再足夠。醫生在這種情況下，往往會根據患者的情況增加藥物

4-11

劑量或加入其他藥物。這種「疊加用藥」讓患者的身體逐漸適應更多種類的藥物，導致一旦減少藥物，血壓就難以控制，進一步加劇了藥物依賴。

這樣的情況並不少見。事實上，許多高血壓患者到後期都需要同時服用三種，甚至更多類型的降血壓藥物，才能維持血壓在正常範圍內。每一種藥物的作用機制不同，有的是透過擴張血管，有的是藉由促進排水減少體內水分，有的則是降低心跳速率。雖然這些藥物一起作用可以有效控制血壓，但長期服用的結果是，患者往往逐漸失去靠調整生活型態來穩定血壓的能力，完全依賴於藥物的幫助。

高血壓的真正成因

高血壓並不是一個簡單的數字問題。許多人認為只要血壓超過某個標準，就意謂著自己患有高血壓，必須立刻用藥物控制。然而，事實上，高血壓的真正成因複雜多樣，尤其與生活方式息息相關。只有我們理解並解決這些根本原因，才能真正控制甚至預防高血壓的發生。反之，如果我們只依賴藥物，而不從根本上解決生活方式的問題，血壓問題也很難得到真正的改善。

首先，飲食習慣是高血壓的主要誘因之一。現代社會的飲食習慣中，攝入高鹽、高脂肪食物已經成為常態。比如，過量的鹽攝入會導致體內鈉含量過高，增加血液中的水分，進而提升血容量，導致血壓升高。世界衛生組織建議，每日鹽攝取量應控制在 5 克以內，但許多人往往超標一倍甚至更多。與此同時，過多的高脂肪食物，尤其是飽

和脂肪和反式脂肪，會促進動脈硬化，使血管彈性下降，從而使血壓上升。

此外，攝入過多的速食、油炸食品、加工食品等，都增加了高血壓的風險。因此，改變飲食結構，多攝入富含膳食纖維的蔬菜、水果、全穀物，以及優質蛋白如魚類、豆類等，就可以幫助改善血壓水準。

缺乏運動也是引發高血壓的重要因素之一。現代人的生活方式往往久坐不動，長時間坐在辦公室、開車或看電視，導致身體的代謝水準降低，脂肪積聚，血管變得僵硬。運動不足會削弱心臟和血管的健康，使身體難以有效調節血壓。而透過適當的有氧運動，如慢跑、快走、騎自行車等，不僅能夠促進血液迴圈，增強心臟的功能，還能幫助降低體內的脂肪儲存，提升胰島素敏感性，進而幫助血壓的調控。

體重問題也是高血壓的重要誘因。體重過重或肥胖會對心臟和血管系統產生額外負擔。肥胖患者體內的血容量增加，心臟需要更用力地泵血以供給全身，因此血壓也隨之升高。特別是腹型肥胖，即脂肪堆積在腹部，更容易導致代謝綜合症和高血壓。透過控制飲食和增加運動，減輕體重，特別是減少腹部脂肪，可以顯著降低血壓水準。

長期壓力也是高血壓的潛在危險因素。無論是工作壓力、生活中的煩惱，還是情感上的困擾，壓力會透過神經系統和內分泌系統直接影響血壓。人在壓力下，身體會分泌大量的應激激素，如腎上腺素和皮質醇。這些激素會讓心跳加快，血管收縮，導致血壓短時間內升高。如果長期處於壓力中，血壓可能會持續處於高位。這也是為什麼很多高血壓患者在情緒緊張或焦慮時，血壓波動更大。而透過冥想、

深呼吸、瑜珈等方式，管理壓力、放鬆心情，則可以在很大程度上幫助穩定血壓。

高血壓的成因還包括遺傳因素。如果家族中有高血壓的病史，後代患上高血壓的可能性會增加。不過，遺傳並不是命中註定，生活方式的改變可以大幅降低這一風險。因此，對於有高血壓家族史的人，保持健康的飲食和運動習慣尤為重要。

吸菸和飲酒同樣是高血壓的重要誘因。尼古丁會使血管收縮，導致血壓升高；長期大量飲酒不僅損害肝臟，還會影響血壓的調節機制，增加高血壓和心臟病的風險。戒菸和限酒是控制血壓的基本措施，尤其對於那些已經有高血壓症狀的人群。

可以看到，高血壓背後，一定是一個人的生活方式和健康狀態出了問題，在這種情況下，藥物雖然可以幫助控制血壓，但如果只依賴藥物，而不從根本上解決生活方式問題，血壓問題依舊很難得到長期的改善。

4-4 | 降血壓藥吃越多，身體越糟糕？

降血壓藥的工作原理

降血壓藥根據作用機制不同，可以分為 5 大類，每種藥物都有其獨特的作用方式和適用人群。

1. 鈣離子通道阻斷劑（CCB）

鈣離子通道阻斷劑，顧名思義，它們的主要作用是透過阻止鈣離子進入心臟和血管平滑肌細胞來起效。在血管和心臟細胞裡，鈣離子進入會導致細胞收縮，從而使血管變窄、心臟收縮力增加，血壓也就隨之上升。鈣離子通道阻斷劑的工作原理是抑制這一過程，幫助血管鬆弛，心臟收縮減少，最終達到降低血壓的效果。最常見的鈣離子通道阻斷劑包括硝苯地平（Nifedipine）和氨氯地平（Amlodipine）。它們通常適用於需要長期控制高血壓的患者，特別是老年人和血壓持續較高的人群。

2. 血管緊張素轉換酶抑制劑（ACEI）

ACE抑制劑是另一類常用的降血壓藥。它們透過阻斷血管緊張素轉換酶（ACE）的活性，來預防血管收縮。ACE通常會將一種叫做血管緊張素I的物質轉化為血管緊張素II，而後者會使血管收縮，導致血壓升高。透過阻斷這個過程，ACE抑制劑可以有效擴張血管，減輕心臟負擔，從而降低血壓。常見的ACE抑制劑有賴諾普利（Lisinopril）和依那普利（Enalapril）。

3. 血管緊張素II受體拮抗劑（ARB）

血管緊張素II受體拮抗劑（ARB）與ACE抑制劑類似，但它們透過阻斷血管緊張素II與其受體結合來防止血管收縮。簡單來說，ARB阻斷了血管緊張素II對血管產生的「收縮命令」，從而讓血管保持擴張狀態，降低血壓。常見的ARB藥物包括纈沙坦（Valsartan）和氯沙坦（Losartan）。

4. β 受體阻斷劑

　　β 受體阻斷劑的工作原理主要是透過減緩心臟的工作節奏來降低血壓。β 受體存在於心臟的細胞上，當它們受到刺激時，心臟會跳動得更快、更有力，血壓自然也就升高。β 受體阻斷劑透過阻斷這些受體，減少心臟的工作負荷，減緩心率，進而降低血壓。常見的 β 受體阻斷劑有美托洛爾（Metoprolol）和阿替洛爾（Atenolol）。它們尤其適用於那些既有高血壓，又有心臟病的患者，因為它們不僅能降低血壓，還能幫助控制心律不齊等心臟問題。

5. 利尿劑

　　利尿劑是透過增加腎臟排出水分和鹽分，減少血容量，從而降低血壓。利尿劑的作用機制其實很簡單，就是透過讓身體「排出」更多的水和鹽，降低血液的總量，從而減輕血管的壓力。這類藥物往往被用作高血壓治療的基礎藥物，特別是在老年患者或鹽攝入過多的人群中效果顯著。常見的利尿劑包括氫氯噻嗪（Hydrochlorothiazide）和呋塞米（Furosemide）。

不可忽視的副作用

　　今天很多人都忽視了降血壓藥都副作用。事實上，許多患者在長期服藥後，都會出現各種不適症狀，甚至可能影響身體的其他系統和器官。

降血壓藥的副作用之所以常常被忽略，主要是因為它們的作用並不僅僅集中在血管，而是影響了整個身體的多種細胞和系統。這些副作用並不少見，長期服用降血壓藥的人群中，不少人都有類似的經歷。

鈣離子通道阻斷劑（CCB）是最常用的降血壓藥之一，它的作用機制是透過阻止鈣離子進入心臟和平滑肌細胞，從而鬆弛血管，降低血壓。雖然這類藥物在控制高血壓上有顯著效果，但它並不只影響血管，它對其他細胞也有一定影響。

鈣離子對於骨骼健康和免疫系統功能也至關重要，當它們在這些部位的正常流動被阻斷時，患者可能面臨一系列問題。比如，長期服用鈣離子通道阻斷劑可能會導致骨質疏鬆，增加骨折的風險。尤其是在老年人中，骨密度本就隨著年齡下降，藥物的副作用可能會進一步加速這一過程。除了骨骼健康，鈣離子通道阻斷劑還可能影響免疫系統，降低免疫力，增加感染的風險。這些藥物的長期使用可能干擾免疫細胞的正常功能，讓患者更容易感冒或感染其他疾病。此外，還有一些研究指出，鈣離子通道阻斷劑的長期使用與某些癌症的風險增加有關，雖然這種聯繫尚未完全被證實，但它已經引起了醫學界的重視。

β 受體阻斷劑也是常用的降血壓藥之一，特別適用於那些既有高血壓又有心臟病的患者。這類藥物透過減緩心臟跳動頻率和減少心臟工作負荷來降低血壓，雖然它能夠有效保護心臟，但長期使用同樣有副作用。

許多患者在長期服用 β 受體阻斷劑後，常常感到疲倦、乏力。這是因為藥物減緩了心臟的跳動頻率，降低了心臟的泵血效率，導致

身體整體的能量水準下降。患者日常活動的耐力下降，可能會感到虛弱，甚至無法進行高強度的運動。

此外，β受體阻斷劑還可能對男性的性功能產生影響，導致性功能減退甚至勃起功能障礙。這對患者的生活品質影響很大，特別是年輕男性，他們在治療高血壓的同時，還要承受由藥物引起的性健康問題。

利尿劑作為高血壓的基礎治療藥物，也有它獨特的副作用。利尿劑透過增加尿液排出，減少血液中的水分和鹽分，降低血壓。然而，長期使用利尿劑可能會導致脫水、電解質失衡等問題。電解質是維持身體正常功能的重要物質，當鈉、鉀等電解質的水準失衡時，患者可能會感到虛弱、頭暈，甚至出現嚴重的肌肉痙攣或心臟問題。特別是在老年患者中，利尿劑的長期使用需要特別小心，過度排出水分可能會導致腎臟功能下降，甚至引發慢性腎臟病。因此，利尿劑雖然有效，但長期使用必須在醫生的嚴格監控下進行。

除了這些常見的副作用，降血壓藥還可能對腎功能產生負面影響。長期服用某些降血壓藥，比如血管緊張素轉換酶抑制劑（ACEI）和血管緊張素 II 受體拮抗劑（ARB），雖然可以有效擴張血管、降低血壓，但它們對腎臟的影響不容忽視。這些藥物透過調節腎臟的血流量來降低血壓，但同時它們可能對腎小球的過濾功能產生壓力，尤其是對於已經有腎病的患者，長期使用可能加劇腎功能不全的風險。因此，使用這類藥物的患者，需要定期檢查腎功能，以確保藥物的安全性。

沒有必須吃一輩子的藥 **4**

頭暈、疲勞、噁心等也是降血壓藥常見的副作用。這類症狀往往是因為藥物過度降低了血壓，導致大腦和身體的其他部位無法得到足夠的血液供應。患者在站立時可能會感到頭暈目眩，甚至有時會出現低血壓休克。

這種情況在老年人中尤其常見，因為他們的血壓調節能力較弱，藥物的作用可能會讓他們更容易出現血壓過低的情況。如果患者出現這些副作用，往往需要調整藥物的劑量或者更換藥物。

此外，在一些情況下，降血壓藥的副作用可能被忽視或誤認為是其他疾病的症狀。比如，有些患者在服用降血壓藥後，出現心跳加快或心律不齊，這可能是藥物副作用引起的，而不是心臟病的表現。然而，醫生在面對這種情況時，可能會誤以為是患者的心臟問題加重，結果進一步增加藥物劑量或添加更多種類的藥物，這反而加重了患者的負擔。藥物疊加使用，不僅會讓患者身體承受更多的副作用，還可能導致藥物之間的相互作用，帶來更嚴重的健康問題。

事實上，很多高血壓患者可以透過健康的飲食、適量的運動和減少壓力等方式，來有效控制血壓，減少對藥物的依賴。而藉助於這些方式的調整、改變與管理，我們完全可以在相對短的時間之內逆轉高血壓，在不依賴於降血壓藥的情況下實現血壓的正常化。儘管降血壓藥在服用之後可以迅速降低血壓，但它們並不能治癒高血壓，只是控制症狀。如果患者一味依賴藥物，而忽視生活習慣的改善，長期下去，副作用和藥物依賴可能對健康產生更大的影響。

4-5 不要對血糖值太苛刻

今天，很多人在討論血糖和糖尿病時，可能誤解了高血糖值的真正問題。更多時候，人們過於關注血糖值的絕對數值，而忽視了血糖值波動對健康的影響。事實上，血糖值輕微的偏高並不一定會帶來嚴重的健康問題，反而是血糖的劇烈波動對身體的傷害更大。這也是我們需要重新審視血糖管理的一個重要方面。

糖尿病的危害，的確與高血糖有著密切的關係。持續的高血糖會導致全身多個系統出現問題，常見的有三大併發症：視網膜病變、腎臟病變和末梢神經病變，同時還會加速動脈硬化，增加心肌梗塞和腦中風的風險。

因此，許多糖尿病患者非常重視「糖化血紅蛋白」（又稱糖化血紅素，HbA1c）的檢測，這是一種評估患者長期血糖水準的重要指標。糖化血紅蛋白是血紅蛋白與血液中的葡萄糖結合的產物，血糖越高，糖化血紅蛋白的值也就越高，糖化血紅蛋白值可以反映出患者過去兩三個月的平均血糖水準。

然而，現行的糖化血紅蛋白標準值設定是否過於嚴格，這一直是醫學界爭論的焦點。就像高血壓的標準值一樣，糖尿病患者的標準也隨著時間和新的研究發現有所調整。2008 年，美國和加拿大進行的一項大規模隨機試驗 ACCORD 研究（Action to Control Cardiovascular Risk in Diabetes）發現，試圖透過嚴格控制血糖使糖化血紅蛋白降到 6.4% 以下，雖然達到了理想的血糖值，但卻發現這些患者的全因死亡率比

不那麼嚴格控制血糖的患者高出了 22%。也就是說，過於嚴格地控制血糖，反而可能帶來不利影響，甚至增加死亡風險。

這種現象的背後原因可以從人體的生理調節機制找到解釋。血糖並不是單純地越低越好，尤其是對於一些長期糖尿病患者或年齡較大的人群，血糖過低可能引發低血糖症狀，甚至會造成嚴重的心腦血管事件。

於是，很多專家開始呼籲放寬糖化血紅蛋白的控制標準。比如，美國醫師協會在 2018 年提出，二型糖尿病患者的糖化血紅蛋白控制目標應為 7%-8%，這個標準比之前更加寬鬆，也更符合臨床實踐中的患者實際狀況。

事實上，血糖值的波動幅度才是決定健康風險的關鍵，而不是單純的高或低。持續的血糖波動，比如飯後血糖急劇升高或空腹血糖急劇下降，都會對身體造成很大的負擔。這些波動會刺激胰島素的大量分泌，加劇胰腺的負荷，長此以往，可能導致胰島素抵抗的加重和糖尿病惡化。因此，保持血糖的穩定比追求嚴格的「正常值」更加重要。很多時候，血糖略微偏高，但保持穩定，對健康的影響並不大，反而是那些血糖劇烈波動的人，風險更高。

但與此同時，我們也要注意，雖然適度放寬血糖控制標準對一些患者是有益的，但這並不意謂著可以忽視生活方式的調整。糖尿病的根本原因在於生活方式問題，高糖、高脂肪、不健康的飲食習慣以及缺乏運動都是導致血糖失控的主要因素。即使血糖數值輕微超標，如果患者能透過飲食調整和增加運動來穩定血糖，那麼這些偏高的數值並不會對健康造成太大威脅。

要有效控制糖尿病，最重要的是管理血糖的波動。這一點可以透過低糖飲食、規律運動以及科學的飲食時間安排來實現。比如，選擇低升糖指數（GI）的食物，避免一次性攝入大量碳水化合物，控制食物攝入的總熱量等，都能夠幫助患者保持血糖穩定。此外，避免情緒波動和壓力過大也是防止血糖急劇波動的重要手段。心理壓力會導致血糖波動增加，因此，糖尿病患者也應該學會透過心理調節技術來管理壓力。

總之，高血糖的真正危險不在於血糖值略微偏高，而在於血糖的劇烈波動和血糖控制的過度嚴格。尤其是過度依賴藥物來壓制血糖，不僅可能沒有實際好處，還可能引發其他健康問題。因此，適當放寬標準，結合健康的生活方式管理血糖，才是應對糖尿病的長久之計。透過飲食調整、增加運動、心理管理，許多糖尿病患者可以在不依賴藥物的情況下有效控制血糖，保持健康的生活狀態。

不一定要長期依賴降糖藥

在糖尿病的治療過程中，降血糖藥物是控制血糖的重要工具。那麼，如果血糖穩定後，是否可以逐步減少藥物的使用？實際上，大多數降血糖藥物在血糖控制良好的情況下是可以逐漸減量的，但前提是患者要嚴格遵守生活方式的調整，並在醫生的指導下進行。

糖尿病的藥物治療歷史悠久。從最早的磺脲類藥物（Sulfonylureas，SU 劑）和雙胍類藥物（Biguanides，BO 劑），到近年來發展的腸促胰素（Incretin）類新型降血糖藥物，現代醫學已經為

沒有必須吃一輩子的藥 4

糖尿病患者提供了豐富的治療選擇。許多人也使用胰島素作為治療手段，特別是對於需要更強效降血糖作用的患者。

然而，正如前面提到的，糖尿病的核心問題往往不在於血糖的絕對值，而是在於血糖值的急劇波動。這種波動可能加劇胰島的負擔，增加胰島素抵抗的風險。因此，保持血糖的平穩尤為重要。透過藥物將血糖控制在穩定的範圍內後，患者可以在監測血糖的基礎上，逐步減少藥物的使用。

要實現這一目標，首要的一點就是控制糖質的攝取。糖質，即碳水化合物，是引起血糖波動的主要來源。透過減少高糖和高澱粉食物的攝入，許多患者的血糖值可以迅速降低。這種飲食調整使得患者能夠逐步減少降血糖藥物的使用。

不過，對於使用胰島素的患者來說，情況稍微複雜一些。如果過度限制糖質攝入，可能會導致低血糖，這種情況非常危險，可能會引起暈厥甚至更嚴重的健康問題。因此，對於這類患者，調整胰島素的使用量和糖質的攝取量必須在醫生的嚴密監控下進行。逐步減少糖類攝入的同時，胰島素的劑量也要相應減少，以避免低血糖的發生。

運動也是控制血糖的重要手段。適度的運動，尤其是有氧運動，能夠幫助降低血糖水準，改善胰島素敏感性。運動可以透過增加肌肉對葡萄糖的攝取來幫助降低血糖水準。長期堅持運動，配合飲食調整，很多糖尿病患者能夠透過這些非藥物手段有效管理血糖，從而減少藥物的依賴。

在減少降血糖藥物的過程中，患者需要定期監測血糖，尤其是在調整藥物劑量的階段。這一點非常重要，因為每個患者的體質和病情

不同，藥物減量的速度和幅度也需要個性化處理。有些患者在減藥過程中，血糖可能會出現輕微波動，這時候需要根據具體情況進行調整。如果血糖值較為穩定，可以繼續逐步減量，但如果出現明顯的波動，可能需要暫時停止減藥。

此外，患者需要保持良好的飲食習慣，避免高糖高脂肪的食物。雖然減藥的過程中飲食控制可以有所放寬，但仍然要避免攝入過多的糖質或脂肪，這些會導致血糖的波動。平衡的飲食、足夠的運動和定期監測，才能幫助患者成功實現減藥。

總體而言，降血糖藥物並非長期依賴的工具。目前常用的降糖藥都存在不同程度的副作用，都有可能引起皮疹、皮膚搔癢等。而長期口服像雙胍類製劑、糖苷酶抑制劑這類降糖藥物，可能會引起噁心、嘔吐、腹瀉、腹脹等胃腸道反應。而雙胍類藥物的長期使用，也會引起嚴重的不良反應，如乳酸酸中毒。而噻唑烷二酮類藥物的長期使用，非常容易引發肝功能異常、水腫。

因此，藥物只能是一種短期的控制手段，尤其是在這類藥物只能實現控制，而無法實現疾病治癒的情況下，長期的使用非常容易因為毒性的積累而引發其他的疾病。在合理的生活、飲食方式調整之下，很多患者是能夠逐步減少藥物的使用，最終實現糖尿病的有效自癒。雖然藥物能夠幫助控制血糖，但透過飲食、運動和健康的生活習慣管理血糖，才是控制糖尿病的長久之計。

4-6 血脂高一點也沒事

高血脂，通俗點說就是指血液中的脂肪含量過高，血液中的脂肪主要包括膽固醇和三酸甘油酯（甘油三酯）兩種脂質。這些脂質對身體有一定的作用，比如膽固醇是合成激素和維生素 D 的重要成分，三酸甘油酯則是儲存能量的主要形式。然而，當這些脂質在血液中的水準過高時，就會帶來健康風險，可能導致動脈硬化，增加心臟病、中風等心血管疾病的風險。

許多人在體檢時發現自己血脂稍微高於正常標準，立即感到緊張，擔心自己的健康會受到影響。事實是，血脂稍高並不一定意謂著立即的危險，也並非每個人都需要藥物治療。關鍵在於整體健康狀況、生活方式和家族病史等因素的綜合評估。

首先，血脂中的膽固醇分為兩種類型：低密度脂蛋白膽固醇（LDL，俗稱「壞膽固醇」）和高密度脂蛋白膽固醇（HDL，俗稱「好膽固醇」）。

這兩者的比例非常重要，因為它們在體內的作用截然不同。LDL 膽固醇容易沉積在血管壁上，形成動脈斑塊，導致動脈硬化，增加心血管疾病的風險。相反，HDL 膽固醇則負責將多餘的膽固醇運送回肝臟，進行代謝和排泄，從而有助於清除血液中過量的膽固醇。

因此，很多人雖然膽固醇總量偏高，但如果 HDL 水準較高，即「好膽固醇」足夠高，那麼健康風險其實並不大。相反，如果 LDL 過高，即使膽固醇總量看似正常，依然存在動脈硬化的風險。因此，高

血脂患者的治療並不是單純基於總膽固醇值，而是要看 LDL 和 HDL 的比例，以及患者的整體健康狀況。

三酸甘油酯是另一個與血脂相關的重要指標。三酸甘油酯的主要功能是作為身體的能量儲備，當我們攝入過多的糖類和脂肪時，未被立即利用的能量就會轉化為三酸甘油酯儲存。如果長期攝入過量的食物、缺乏運動、肥胖或長期飲酒，三酸甘油酯水準容易升高，從而增加心臟病和其他健康問題的風險。

與膽固醇一樣，稍高的三酸甘油酯水準不一定需要立刻藥物干預，尤其是當其他心血管風險因素較低時。事實上，很多時候，透過改善飲食、增加運動和調整生活方式，可以有效降低三酸甘油酯的水準。比如，減少精製糖和飽和脂肪的攝入，多吃富含纖維的蔬菜水果和富含 Omega-3 的魚類，就能夠有效控制三酸甘油酯。此外，戒菸、控制體重和定期運動也是改善高血脂的重要手段。

然而，許多人在體檢時，看到血脂指標稍高，就誤認為這是重大健康風險，導致不必要的焦慮。其實，體檢中的血脂指標是一種預警，而非絕對的疾病診斷。根據整體健康狀況評估是否需要藥物干預才是關鍵。比如，如果一個人的家族中有心血管疾病的病史，或者他已經有其他的高危因素（如高血壓、糖尿病），那麼即便血脂值只是略高，也應該格外重視並採取一定的干預措施。

相反，如果一個人的整體健康狀況良好、沒有其他嚴重的風險因素，只是某一項血脂指標略微偏高，往往透過生活方式的調整就能有效改善，而無需立即求助藥物。特別是，對於中老年人來說，隨著年

4 沒有必須吃一輩子的藥

齡的增長，血脂水準的輕微波動是正常的生理現象，並非立刻需要治療的緊急信號。

膽固醇真的有好壞之分嗎？

長期以來，對於膽固醇，我們習慣性地將它分為「好膽固醇」（HDL）和「壞膽固醇」（LDL），認為前者有助於清除體內多餘膽固醇，後者則是導致動脈硬化和心血管疾病的主要原因。但實際上，這種區分可能過於簡化了膽固醇在人體中的複雜作用。其實，所謂的「好」和「壞」並不能完全解釋膽固醇的真實功能，因為它們都是維持人體正常運作的必要成分。

首先，低密度脂蛋白（LDL）通常被稱為「壞的膽固醇」，因為它被認為會在動脈壁上堆積，導致動脈硬化，進而增加心血管疾病的風險。然而，LDL 的實際功能是將新鮮的膽固醇運送到全身各個組織，特別是將膽固醇輸送到受損的細胞，幫助它們進行修復。

我們可以這樣理解，LDL 就像是運送建築材料的卡車，它是為了幫助修復「破損的房子」——也就是受損的細胞。之所以會背上「壞膽固醇」的黑鍋，主要是因為在一些嚴重受損的動脈上，LDL 常常被發現與斑塊堆積有關。然而，這並不意謂著 LDL 本身是壞的，而是它的存在是為了應對身體損傷而發揮的作用。如果身體一直處於慢性炎症或其他壓力狀態，LDL 就會源源不斷地為受損組織輸送膽固醇，導致其過度堆積，形成動脈硬化。

與 LDL 不同，高密度脂蛋白（HDL）被認為是「好膽固醇」，因為它的作用是將多餘的膽固醇從組織和動脈壁帶回肝臟，幫助身體排

出。這個過程確實對防止膽固醇過度積聚在動脈中具有重要作用。但這並不意謂著 HDL 和 LDL 是「對立」的。它們分別承擔不同的角色，LDL 輸送膽固醇，HDL 則回收多餘的膽固醇，這就像人體的一個循環系統，確保膽固醇被合理地使用和處理。

因此，膽固醇本身並沒有所謂「好壞」之分，它都是人體不可或缺的物質。我們身體的每一個細胞膜中都有膽固醇，它是細胞維持結構和功能的基本成分之一。比如，腦細胞和神經細胞中有 60% 的組成成分是膽固醇，它還參與了激素的合成，如性激素、膽酸以及維生素 D 的合成。因此，將 LDL 簡單視為「壞的膽固醇」並不完全準確。

再來看看三酸甘油酯。它和膽固醇一樣，長期以來被認為是導致心血管疾病的危險因素。三酸甘油酯的主要作用是作為能量儲存的形式，當我們攝入的食物中有多餘的能量（尤其是糖類和脂肪）時，身體會將這些能量轉化為三酸甘油酯儲存起來。它像是身體的「備用電池」，當我們需要能量時，比如長時間沒有進食或在運動時，三酸甘油酯就會被釋放出來，提供能量。

許多人一聽到「三酸甘油酯高」，會立刻聯想到肥胖和血液黏稠，進而擔心這會導致動脈硬化。確實，過高的三酸甘油酯水準可能增加某些健康風險，但輕微的升高並不會立即導致嚴重問題。研究顯示，三酸甘油酯值略高的人往往壽命更長，這種現象在男性中尤其明顯。在一項針對日本男性的研究中發現，三酸甘油酯值在 300 毫克左右的人群，死亡率最低。這與我們傳統上認為三酸甘油酯「越低越好」的觀點有所不同。

此外，三酸甘油酯的標準值設定因國家和地區而異。比如，在美國，檢測值在 1000 毫克以下並不會立即要求藥物控制，而日本的標準值相對較為嚴格。也就是說，不同的標準值可能更多地是基於地區的健康資料和醫療系統的不同，而並非科學定論。高三酸甘油酯的確可能與肥胖、飲酒、糖尿病等相關，但它也並非「萬惡不赦」，更不能簡單認為三酸甘油酯高就一定會導致疾病。

因此，整體而言，過度關注檢測中的膽固醇和三酸甘油酯值，特別是在數值僅僅稍微超標的情況下，往往會帶來不必要的擔憂。膽固醇和三酸甘油酯都是身體運作所必需的物質，它們各司其職，確保我們身體細胞的健康和能量的供給。過於嚴格的標準值不僅可能增加不必要的醫療干預，還會使人們在心理上感到焦慮。

對於膽固醇和三酸甘油酯的檢測結果，我們應該學會更理性看待。稍微高出標準值並不一定是壞事。尤其是隨著年齡的增長，女性在更年期後膽固醇升高是身體為了維持免疫力和荷爾蒙平衡的一種自然調節。更重要的是，我們應該從生活方式入手，改善飲食，增加運動，這樣可以自然調節血脂水準，而不必立即依賴藥物。

膽固醇太低也非好事

不可否認，膽固醇太高會對身體造成傷害，但同時，我們也需要知道，膽固醇太低同樣有害。

膽固醇是細胞膜的重要組成部分，它不僅能幫助細胞維持結構穩定，還對細胞膜的彈性起到重要的作用。當體內膽固醇水準過低時，細胞膜的穩定性和彈性會減弱，變得脆弱，這種情況對血管尤為不

利。尤其是像大腦這樣依賴小血管供血的器官，如果血壓突然升高，血管彈性不足的情況下，可能會導致血管破裂，進而引發腦出血等嚴重問題。

膽固醇也是細胞修復和更新的重要原料，缺乏足夠的膽固醇和蛋白質，細胞更新速度減慢，身體的整體健康狀況會受到影響。研究還發現，膽固醇水準過低的人患胃癌、肝癌等腫瘤的風險更高，特別是長期蛋白質攝入不足的情況下，癌症的發病率會顯著增加。

膽固醇不僅僅影響身體的器官，它對精神健康也至關重要。科學家發現，低膽固醇水準與一些心理問題有很大關聯。英國的研究顯示，青少年中那些注意力不集中、容易衝動的男孩，其平均血清膽固醇水準顯著低於其他同齡人。低膽固醇可能影響大腦中神經傳遞物質的平衡，比如 5-羥色胺（也被稱為「快樂荷爾蒙」），這是與情緒調節密切相關的化學物質。當膽固醇過低時，5-羥色胺的水準也會降低，進而可能導致憂鬱、焦慮，甚至增加自殺傾向。

膽固醇還是體內合成類固醇激素的基礎物質，它可以被轉化為多種激素，包括皮質激素、雄性激素和雌激素等，這些激素在調節新陳代謝、免疫功能等方面起著重要作用。當體內的膽固醇水準過低時，體內的激素平衡就會被打破，可能導致內分泌失調，進而引發一系列健康問題，比如月經不調、免疫功能下降等。此外，低膽固醇還會影響胰島素的正常分泌，使得糖類代謝出現問題，進一步增加患糖尿病的風險。

很多人認為減少膽固醇攝入有助於保持健康和體重，但實際上，過度減少脂肪和膽固醇的攝入會影響體內營養的平衡。而身體的各種

功能都依賴於均衡的營養供應，尤其是脂肪和蛋白質。因此，想要保持健康的膽固醇水準，關鍵在於均衡飲食，而不是一味地限制膽固醇的攝入，我們需要找到一個平衡點，才能真正維護健康。

4-7 膽固醇藥物並不是必需的

在現代醫學中，膽固醇藥物，尤其是常見的他汀類藥物（Statins），已經廣泛用於治療高膽固醇水準和預防心血管疾病。然而，隨著越來越多的研究湧現，關於他汀類藥物的副作用和長期使用的影響，醫學界逐漸有了更多的討論和反思。事實上，對於大部分人來說，膽固醇藥物可能並不是必需的，不僅如此，長期使用這些藥物，還可能帶來一些潛在的健康風險。

從作用機制來看，他汀類藥物是透過抑制 HMG-CoA 還原酶的作用來降低肝臟中膽固醇的生成。HMG-CoA 還原酶是生成膽固醇的關鍵酶，減少這種酶的活性，就能夠有效降低血液中的膽固醇水準，尤其是低密度脂蛋白膽固醇（LDL，俗稱「壞膽固醇」）。

根據 TheNNT 的資料顯示，它們根據隨即對照試驗與統合分析計算的方法得到了他汀類藥物使用的結果，這種結果具有非常高的可信度。那麼結論是怎麼樣呢？讓有心臟病史的人連續服用五年的他汀類藥物，得到的評估結論如下：

- 每八十三人中有一人康復
- 每三十九人中有一人預防了非致死性心臟病
- 每一百二十五人中有一人預防了腦中風

但是對於沒有心臟病史的人而言，如果是為了預防心臟病而連續五年服用他汀類藥物，得到的評估結論如下：

- 沒有人因為服用他汀類藥物而得救
- 每一百零四人中有一人預防了心臟病
- 每一百五十四人中有一人預防了腦中風

如果讓心血管疾病風險相對比較低的人群服用他汀類藥物，以此來達到預防的效果，那麼結果是怎麼樣呢？

- 就統計結果而言，沒有明顯降低死亡風險的明確效果
- 每兩百一十七人中有一人可預防非致死性心臟病
- 每三百一十二人中有一人可預防非致死性腦中風

那麼最終編委會得出的結論為，沒有心臟病史的人，以及沒有糖尿病、重度肥胖或者其他心血管疾病的人，服用他汀類藥物沒有任何好處。面對這樣的一個結論，或許大家自己也能明白是否有服用他汀類藥物的必要性。

然而，膽固醇本身是人體必不可少的物質。它不僅僅是我們通常認為的「壞傢伙」，而是構成人體細胞膜的基本成分，特別是在腦細胞、神經細胞等方面，它有不可替代的作用。膽固醇還是生成激素的重要原料，比如雌激素、雄激素和腎上腺皮質激素。如果長期抑制膽固醇的合成，可能對身體的各個系統產生不利影響。

事實上，他汀類藥物最常見的副作用就包括肌肉疼痛、肝功能損害、橫紋肌溶解症等。

沒有必須吃一輩子的藥

服用他汀類藥物的患者常常會出現肌肉酸痛、無力等症狀。更嚴重的情況下，可能發生橫紋肌溶解症——這是一種嚴重的肌肉分解疾病。這種病症會導致肌肉細胞的急性損傷，釋放出大量肌紅蛋白進入血液，從而引發腎臟問題甚至腎衰竭。

此外，他汀類藥物在降低膽固醇的同時，也可能影響肝臟的正常功能，導致肝臟的負擔加重。一些患者在長期使用他汀類藥物後，出現了肝酶升高的現象，表明肝臟正在受到影響。膽固醇是肝細胞膜的重要組成部分，長期減少膽固醇的合成可能導致細胞膜的損傷，進一步引發肝臟問題。

一個更少被人們所知的副作用是他汀類藥物會抑制輔酶 Q10 的合成。輔酶 Q10 是細胞中粒線體的重要成分，參與能量轉換過程，幫助細胞產生能量。輔酶 Q10 還有助於清除自由基，保持心臟健康。長期服用他汀類藥物可能導致體內輔酶 Q10 水準的下降，進而引發疲勞、心功能減退等問題。這一點在需要大量能量的心臟中尤為明顯，可能導致長期的心臟健康問題。

不僅如此，一些研究還表明，膽固醇對腦神經細胞的健康至關重要，因為腦細胞膜中含有大量的膽固醇。長期使用他汀類藥物可能導致膽固醇含量下降，影響腦功能，增加憂鬱症、記憶力衰退等精神問題的發生風險。此外，膽固醇減少也可能導致細胞膜的不穩定性，長期處於這種狀態下可能引發細胞癌變，增加某些癌症的風險。

對於患有嚴重高膽固醇血症或有心血管疾病高風險的人群，醫生通常會建議使用他汀類藥物，以預防心梗、中風等嚴重併發症。但對

於健康狀況良好、膽固醇值僅稍微升高的人來說，降膽固醇藥物並不是唯一的選擇。許多人完全可以透過改善生活方式來控制膽固醇水準。

實際上，飲食和運動的調整對降低膽固醇就非常有效。減少飽和脂肪的攝入，增加富含膳食纖維的食物如蔬菜、水果、全穀物的攝入，能夠有效幫助降低 LDL 膽固醇。同時，適當的有氧運動可以增加「好膽固醇」（HDL）的水準，幫助身體清除多餘的膽固醇。

總結來看，降膽固醇藥物並不是適用於每個人的萬能藥物。雖然它們確實能夠幫助有心臟病的患者降低心血管疾病的風險，但對於大部分人來說，尤其是那些膽固醇水準稍高但沒有其他嚴重風險的人，強行透過藥物來降低膽固醇可能弊大於利。藥物帶來的副作用，尤其是橫紋肌溶解症、肝功能損傷、精神健康問題等，往往會對患者的健康造成長期的影響。

因此，我們在面對膽固醇問題時，應該保持理性，不必過度依賴藥物，而是透過健康的生活方式來維持膽固醇在適當範圍內。除非醫生明確診斷患者處於高風險狀態，否則盲目使用膽固醇藥物可能帶來的副作用遠大於其潛在益處。

5
CHAPTER

被宣傳出來的「疾病」

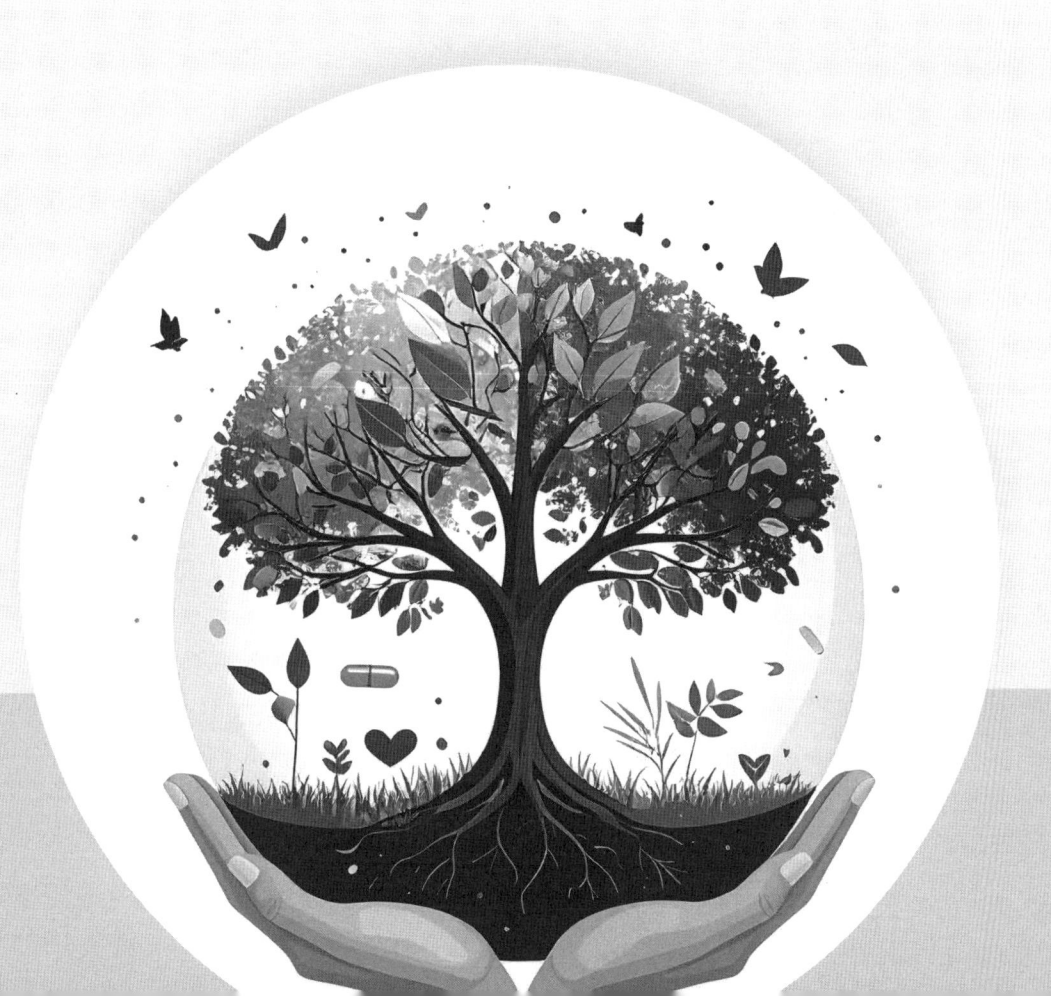

5-1 憂鬱症的人越來越多了？

近年來，憂鬱症患者數量暴增。據世界衛生組織（WHO）統計，全世界有近 10 億人患有精神障礙，而在一眾精神障礙裡，憂鬱症則是離人們最近，也最令人們困擾的精神疾病。全球約有 3.5 億人患有憂鬱症，中國已確診憂鬱症患者超過 5000 萬。與此同時，憂鬱症患者人數還在呈增加趨勢。從 2005 年至 2015 年十年期間，全球受憂鬱症影響的人數增加了 18%。世界衛生組織估計，到 2030 年，憂鬱症將成為全球最大的疾病負擔。為什麼患憂鬱症的人越來越多了？

誠然，憂鬱症患者數量的暴增與社會環境的變化有著密切關係。在過去幾十年裡，隨著科技的進步，工作和生活節奏變得更加緊張，人們面臨的壓力也隨之增大。尤其是在大城市中，競爭激烈、工作時間長、社交關係複雜等因素都可能對心理健康產生負面影響。很多人無法找到有效的方式來釋放這些壓力，而長期的精神緊張則會增加患憂鬱症的風險。

此外，疫情期間，全球範圍內的隔離措施、經濟不穩定以及社交活動減少，導致許多人面臨嚴重的情感孤立和焦慮問題。疫情使得很多人的日常生活被打亂，面對失業、經濟壓力、家庭壓力和對未來的不確定性，也使得越來越多人出現憂鬱症狀。即便在疫情得到控制後，很多人依然沒有完全恢復心理上的健康，這也是憂鬱症人數增加的一個重要原因。

除了社會因素外，另一個導致憂鬱症患者人數激增的原因，是憂鬱症的定義的改變。1980 年代前，中國幾乎沒有憂鬱症患者，如果你

因為情緒低落，食慾降低，失眠，胸悶等症狀去醫院就診，在沒有明顯器質性病變的情況下，高機率會被診斷為「神經衰弱」。

但在 1980 年，美國《精神疾病診斷與統計手冊》（DSM）迎來了第二次修訂（DSM-Ⅲ），這是 DSM 歷史上一次重要革命。在此之前，精神疾病的診斷需要從病因入手，佛洛德所開創的精神分析學是其重要指導原則。而新出爐的 DSM-Ⅲ，革命性地將症狀作為分類的主要標準，「神經衰弱」作為一種帶有模糊病因表述的概念，自此被踢出 DSM，取而代之的是「憂鬱症」、「焦慮症」、「強迫症」等。詳盡統一的診斷標準重新發現和定義了原有的憂鬱症患者。1980 年，美國精神科醫生亞瑟·克萊曼曾對在中國確診的 100 例神經衰弱患者按照 DSM-Ⅲ 重新診斷，認為其中的 87 名患者符合重度憂鬱的診斷。可以說，以十年為尺度來分析，憂鬱症患者增多的原因與憂鬱症定義的改變有著不可分的關係。

此外，必須要承認的是，憂鬱症的定義帶有先天的模糊性和波動性。第二版 DSM 的憂鬱診斷強調心理病因：「該疾病表現為由於內部衝突或可識別的事件（比如失去愛的對象或珍視的財產）而導致的憂鬱症的過度反應」。而 DSM-Ⅲ 則拋棄了這種內省式的表達，只明確要求測量至少兩週內的症狀組合，8 個主要的症狀組分別為食慾、睡眠、精神活動、性慾缺乏、疲勞、自罪感、認知損傷和自殺傾向。現行的 DSM 是 2013 年頒佈的 DSM-5，進一步擴展了憂鬱症的定義範疇，其中去除了「排除居喪期」的標準，這意謂著因親友離世而導致過度悲傷也可能被納入憂鬱症的範疇中來。

這就導致任何因外部原因（如親人去世或工作壓力）導致的情緒低落，甚至短暫的失眠、情緒低潮，也都可能被診斷為憂鬱症。這種定義的擴展導致了大量患者的增加，許多人可能只是暫時的情緒波動，也被歸類為憂鬱症患者。

　　此外，製藥公司的行銷活動也對憂鬱症患者人數增加起到了推波助瀾的作用。在過去的幾十年中，製藥公司透過廣告宣傳，將憂鬱症描述為「心靈感冒」，這種比喻非常直觀，讓人們覺得憂鬱症是一種普遍的、可以透過藥物輕鬆治癒的疾病。於是，越來越多的人開始去醫院尋求幫助，接受治療。這種「人人都會得憂鬱症」的觀念成功地降低了人們對憂鬱症的忌諱心理，使得更多人願意走進精神科診所。但現實是，憂鬱症患者的激增並不僅僅是因為憂鬱症真正變得更加普遍，而更多是因為疾病定義的擴展和藥物治療的普及。

　　憂鬱症的藥物治療市場也因此蓬勃發展，抗憂鬱藥物如選擇性血清素再吸收抑制劑類藥物（SSRI）成為了主流，比如百憂解（Fluoxetine，鹽酸氟西汀膠囊）。這些藥物旨在增加大腦中的血清素水準，從而幫助患者減輕憂鬱情緒。然而，越來越多的研究表明，血清素水準可能並非導致憂鬱症的唯一關鍵因素，藥物的效果也未必如最初宣傳的那樣顯著。這些藥物雖然能暫時緩解症狀，但未必能解決憂鬱的根本問題。

　　值得注意的是，在憂鬱症還未被廣泛藥物化治療時，憂鬱症的預後實際上相對較好。很多研究表明，無論是否接受藥物治療，憂鬱症患者通常都會在 6 到 8 個月內自行恢復。當時，美國國家精神衛生研

被宣傳出來的「疾病」 5 CHAPTER

究院的報告也指出，憂鬱症是一種「預後良好」的精神疾病，大多數患者最終都能回歸正常生活。

即使到了 20 世紀 90 年代，當抗憂鬱藥物已經廣泛應用時，仍有報告顯示，接受藥物治療的憂鬱症患者，在恢復正常社會功能和就業方面的表現，反而不如未接受藥物治療的患者。今天，更是有大量的研究表明，抗憂鬱藥物只對非常嚴重的憂鬱症患者顯示出了一定效果，而對其他的患者來說，這些藥的作用並無異於安慰劑。安慰劑效應是在沒有明顯的對身體干預的情況下，病人的精神力量使症狀改善甚至身體痊癒的現象。也就是說，對許多患者來說，不論吃的是什麼，只要讓他們認為自己吃藥了，症狀就會有所改善。因為對於憂鬱症患者們來說，除了依賴開藥，似乎沒有更多方法。而這種過度放大憂鬱症疾病的結果，就是給人們以暗示與催眠，然後將自己與憂鬱症關聯起來。

這說明，藥物並不是萬能的，甚至在某些情況下，可能會延緩患者的康復進程。然而，儘管有這些研究結果，藥物治療依然是許多國家治療憂鬱症的首選方式。人們對藥物的依賴，導致了藥廠銷售額的增加，同時也製造了更多的患者。這種「醫療進步」的背後，隱藏著疾病的定義和藥物推廣之間的微妙關係。正因為如此，很多人對藥物治療抱有疑慮，認為過度的藥物治療實際上可能導致更多問題，而非真正解決疾病。

因此，對於憂鬱症的治療，除了依賴藥物，更重要的是幫助患者恢復內在的自癒能力。生活方式的調整、心理治療、以及社會支援都應成為憂鬱症治療的重要組成部分。過度依賴藥物不僅可能導致副作

用，還可能讓患者喪失應對生活壓力的能力。讓患者明白憂鬱症並不是終生不治的疾病，而是一種可以恢復的情緒波動，是幫助他們早日康復的關鍵。

隨著現代醫療的發展，憂鬱症不再是一個難以啟齒的話題，越來越多的人選擇尋求專業的幫助。然而，如何平衡藥物治療和其他治療方式，以及如何重新定義憂鬱症，依然是醫學界需要思考的問題。

抗憂鬱藥的副作用

憂鬱症藥物已經被廣泛適用於憂鬱症治療裡，選擇性血清素再回收抑制劑（SSRIs）、三環類抗憂鬱藥（TCAs）和單胺氧化酶抑制劑（MAOIs）是最常見的三類抗憂鬱藥。

選擇性血清素再回收抑制劑（SSRIs）的作用機制其實很簡單，就是透過阻止神經元對血清素（5-羥色胺）的再回收，讓大腦中的血清素水準提高。血清素是一種與情緒調節相關的神經遞質，理論上，更多的血清素應該能幫助緩解憂鬱情緒。然而，SSRI 並非只作用於大腦情緒調節部分的神經元，其他系統的神經元也會受到影響。這就是為什麼 SSRIs 會帶來一些副作用，比如胃腸不適（噁心、腹瀉）、失眠或過度嗜睡。因為它們也影響控制睡眠和消化的神經元。SSRIs 還常常與性功能障礙聯繫在一起。因為血清素在調節性功能方面也起著一定的作用，所以當大腦中的血清素水準提高時，可能會影響性慾和性反應。這對一些患者來說是一個大問題，因為它會直接影響生活品質和親密關係。

被宣傳出來的「疾病」 **5**
CHAPTER

　　三環類抗憂鬱藥，比如阿米替林（Amitriptyline）和去甲替林（Nortriptyline）則是一類經典抗憂鬱藥。它們不僅影響血清素的再回收，還影響去甲腎上腺素（noradrenaline）的再回收，這兩種神經遞質都與情緒調節有關。然而，三環類藥物影響的範圍要比 SSRIs 廣得多，不僅影響情緒調節，還影響自主神經系統，這就解釋了為什麼這些藥物有更廣泛的副作用。比如，TCAs 可能導致口乾、便秘、視力模糊、體重增加，甚至是心臟問題。這些副作用的原因在於它們對大腦以外的多個系統產生了影響，而不僅僅是情緒相關的神經通路。

　　單胺氧化酶抑制劑（MAOIs）是另一類老牌抗憂鬱藥，它們透過抑制一種叫單胺氧化酶的酶來起作用。單胺氧化酶負責分解幾種重要的神經遞質，包括血清素、去甲腎上腺素和多巴胺。透過抑制這種酶，MAOIs 可以增加這些神經遞質的水準，從而改善憂鬱症狀。但問題是，單胺氧化酶不僅存在於大腦，還廣泛分佈於全身。阻斷這種酶會帶來嚴重的副作用，包括高血壓危機（當與某些食物或藥物相互作用時）以及胃腸道問題。由於 MAOIs 的副作用較多，現在已逐漸被更安全的藥物替代，但它們在某些頑固性憂鬱症中仍然有效。

抗憂鬱藥物對身體的廣泛影響

　　和其他藥物相比，抗憂鬱藥物對身體的影響似乎更為廣泛，那麼，為什麼抗憂鬱藥物會有這麼多副作用？

　　究其原因，抗憂鬱藥物的主要任務是調節神經遞質，如血清素、去甲腎上腺素和多巴胺，這些化學物質在大腦中調控情緒。但是，問

題在於，這些神經遞質不僅僅存在於大腦中，它們還在身體的多個系統中發揮作用，這就導致了抗憂鬱藥物的諸多副作用。

舉例來說，血清素不僅影響情緒，還參與調控消化系統。因此，當抗憂鬱藥物提升血清素水準時，消化系統也受到影響，導致很多患者在服藥後會出現胃腸不適，比如噁心、腹瀉或便秘。除此之外，血清素也參與睡眠、食慾和性慾的調節，因此當藥物干擾這些神經遞質時，可能會導致失眠、體重增加，以及性功能障礙。

性功能障礙是憂鬱症患者常常面對的一個較為困擾的問題。特別是選擇性血清素再回收抑制劑（SSRIs）會影響血清素在大腦中的水準，而血清素與性慾、性興奮等功能密切相關。當血清素水準改變時，患者可能會發現性慾下降、性反應遲鈍，這對個人生活及人際關係會帶來很大壓力。一些患者可能因性功能問題與伴侶之間出現矛盾，而這種壓力又可能加重原本的憂鬱症狀，形成惡性循環。

另外，體重增加是另一種常見的副作用。許多抗憂鬱藥物會影響患者的食慾，讓他們感到更餓或者難以控制進食的衝動，從而導致體重迅速增加。對於那些已經因為憂鬱症而對自我形象感到不滿的患者來說，體重增加會加劇他們的自卑感，進一步惡化他們的心理狀態。這就好像是治好了憂鬱的情緒，卻在其他方面加重了患者的心理負擔。

長期使用抗憂鬱藥物還有一個問題，就是耐藥性。當患者長時間服用同一種藥物，身體可能逐漸適應這種藥物的效果，導致藥效減弱。患者往往需要不斷提高劑量來維持效果，這不僅增加了藥物的副作用，也讓患者陷入了一個難以脫身的迴圈中。隨著劑量增加，副作用也會變得更加明顯，比如更嚴重的胃腸不適、更明顯的性功能障礙

被宣傳出來的「疾病」 **5** CHAPTER

或體重問題。而一旦藥物停止使用，患者可能會遭遇反彈，症狀比之前更為嚴重，這就使得他們依賴藥物越來越深。

除此之外，抗憂鬱藥物還可能影響認知功能。有些患者在服藥後會感到記憶力下降、思維遲緩，甚至覺得自己「變遲鈍」了。這種認知障礙可能讓患者在日常工作和生活中遇到新的挑戰，比如工作效率下降、無法專注，甚至對日常任務感到困惑。

儘管藥物是憂鬱症治療中常見的方法，但它並不是唯一的選擇。越來越多的研究表明，結合心理治療、運動、健康飲食和良好的社會支援系統，效果可能更為理想。

5-2 很多精神疾病，是被製造出來的

過去六十年間，精神醫學的發展引發了巨大的爭議，尤其是在精神疾病的定義和診斷標準上。

據統計，目前已有超過三百種精神疾病被定義並且逐步納入醫學診斷。這其中很多疾病，尤其是與心理和行為相關的病症，比如過動症（ADHD）、自閉症譜系障礙、情緒障礙等，都越來越多地出現在日常診斷中。這個現象的背後，不僅與人們對精神健康的認識逐步提升有關，也與製藥公司的利益驅動和社會對心理問題的關注密切相關。

讓我們從「評估量表」開始說起。如今，很多精神疾病的診斷依賴於一些線上測試或醫生提供的量表。這些量表看似專業且具有科學依據，實際上卻存在較大的主觀性，很多評估項目本身就具有模

糊性。比如，對於過動症的評估，有時只需要患者填寫一份簡單的問卷，醫生依據問卷的結果就可以給出診斷。而這種看似簡單快捷的評估方式，容易把正常的行為誤診為疾病。

不僅如此，隨著精神疾病定義的不斷擴展，原本在我們看來是正常的情緒反應，包括因為失去親人而悲傷，或是因工作壓力而短暫失眠，這些情況也被逐漸納入憂鬱症或焦慮症的診斷範圍。曾經只在特殊病例中出現的「典型憂鬱症」，如今已演變成了許多不同類型的「情緒障礙」。這使得越來越多的人被診斷為憂鬱症，而這些新增的病例，很多並非是需要長期藥物治療的嚴重精神疾病。

這種現象背後，製藥公司的推動起著重要作用。製藥公司透過廣告和市場行銷，把精神健康問題「普及化」，讓大眾更容易接受藥物治療。一些廣告常常會暗示「心靈也會感冒」，這不僅降低了人們對心理疾病的警惕性，還促使更多人主動前往精神科就診，並最終接受藥物治療。但實際上，這種廣告的背後，隱藏著巨大的經濟利益。製藥公司在推廣藥物時，往往透過擴大精神疾病的定義，鼓勵醫生開更多的藥，從而獲取更大的利潤。

憂鬱症藥物的推廣就是一個典型的例子。自從選擇性血清素再吸收抑制劑（SSRIs）類藥物面世以來，像百憂解、帕羅西汀等藥物迅速成為憂鬱症治療的主流選擇。然而，許多研究表明，憂鬱症與血清素缺乏之間的聯繫並不如廣告所說的那樣明確。換句話說，這些藥物並非能真正治癒憂鬱症，它們的作用更多是暫時性地緩解症狀。儘管如此，患者卻逐漸依賴這些藥物，並未能真正解決導致憂鬱的根本問題。

可以看到，精神疾病數量的增加並不完全是社會心理問題加劇的結果，同時也是現代醫學和製藥行業共同推動的現象。我們需要更加警惕，不要輕易被「病名」所迷惑，保持對身體和心理健康的敏感，避免過度依賴藥物。

被誇大的過動症

像過動症這樣的疾病，本質上是一種在兒童期常見的行為特徵。過去，活潑好動的孩子被認為是精力旺盛的正常表現，並且在青春期隨著成熟會逐漸減輕。然而，如今越來越多的兒童，甚至成人，被診斷為患有過動症。為什麼會出現這種變化？一個很大的原因是，隨著過動症的關注增加，診斷標準逐漸放寬，更多的日常行為被歸類為「病態」。

其中，評估量表的濫用是導致過動症診斷暴增的一個重要因素。透過簡單的量表評估，一個稍顯活躍的孩子可能就會被貼上過動症的標籤，而忽略了孩子個體的差異和環境對行為的影響。比如，注意力集中時間短、坐不住、或課堂上有些不守規矩的表現，都可能是因為孩子年齡尚小、學習興趣不足或者課堂教學方式不適應他們的需要。這些孩子並不一定真的需要藥物干預，而是可以透過調整教學方式、改進行為訓練等非藥物方式得到幫助。

此外，過動症的定義變得更廣泛，與藥物治療的普及密不可分。比如，利他林（Ritalin）和阿得拉（Adderall）等藥物被推廣為能夠「安撫」孩子的多動行為，幫助他們集中注意力。這類藥物的核心成分是甲基苯丙胺（Methylphenidate），甲基苯丙胺類藥物的研發源自興奮

劑，這些藥物透過抑制大腦中多巴胺和去甲腎上腺素的再吸收，從而提升這兩種神經遞質的濃度，進而幫助兒童提高注意力、減少多動。簡單來說，它們的作用是讓大腦「更加集中」，對過動症患者有一定的幫助。然而，這類藥物源於興奮劑，其副作用、成癮性等問題使得它們的長期使用備受質疑。

藥物起效時，患有過動症的兒童通常表現為行為更安靜、注意力更集中，但是這種效果並不意謂著藥物解決了根本問題。實際上，長期服用藥物的孩子經常會產生藥物耐受性，需要越來越高的劑量才能維持效果。而隨著劑量的增加，副作用也會逐漸顯現，包括全身乏力、面無表情、對外界事物失去興趣，這些症狀被很多醫生和學者形容為「殭屍效應」。

心理學家赫伯特・李（Herbert Lee）在 1987 年曾指出：「長期服用這類藥物的孩子似乎失去了基本的情感反應，像是機械人，沒有了好奇心，連幽默感都消失了。」這些副作用表明，儘管藥物讓孩子看起來更安靜，但卻抹殺了他們的許多天性和創造力。

在美國，注意力不足過動症的診斷與藥物治療在 20 世紀末至 21 世紀初達到了前所未有的高峰。1970 年代末，約有 15 萬名兒童因各種疾病接受利他能治療。然而，到了 1990 年，這一數字飆升至 100 萬名兒童。到了 2012 年，有 350 萬名兒童因過動症被施予利他能治療，這在當時引發了社會的廣泛關注與擔憂。美國國家精神衛生研究院在長期研究後得出結論，刺激性藥物並沒有長期有效性。精神科醫生彼得・詹森（Peter Jensen）也指出，服藥 2-3 年後，患者的注意力、行為表現

與未服藥兒童並無顯著差異。這一研究結果意謂著，利他能等藥物並不能從根本上解決兒童的行為問題，只能起到短期緩解作用。

直到今天，當越來越多的孩子被診斷為過動症時，藥物治療依然是一種被廣泛接受的干預手段。家長和老師在面對孩子的行為問題時，往往容易選擇這種「簡便」的方法，而忽視了其他潛在的解決方案，比如行為調整、環境改變或教學策略的優化。

顯然，問題的根源並沒有被真正處理。雖然藥物的確可以在短期內讓孩子更安靜、更專注，但這並不能改變導致這些行為的根本原因。很多孩子的多動表現，可能是由於環境因素、家庭壓力、或是學校的教學方式不適應他們的需求所導致的。如果單純依賴藥物控制，而不去調整環境或採用更積極的行為治療方法，這些孩子將永遠依賴藥物，並可能面對藥物帶來的副作用，包括食慾下降、睡眠問題、頭痛、焦慮等。

其實，在過動症的診斷和治療中，一個更廣泛的社會問題是，學校系統和家長的過度依賴診斷標籤。在當今快節奏的社會中，家長和學校對孩子的行為期望過高，特別是要求他們安靜和專注的程度超出了某些孩子的能力範圍。當這些期望與孩子的實際表現產生衝突時，家長和教師容易將責任歸咎於孩子的「行為問題」，而不是反思環境和教育方法是否需要改進。這種「標籤化」的做法，實際上可能傷害了許多本應透過教育和支持成長的孩子。

焦慮是一種正常的情緒

焦慮是人類面對壓力時的正常反應,它在我們的進化過程中起到了重要的保護作用。在危險或挑戰的情境下,焦慮讓我們保持警覺,幫助我們應對潛在的威脅。每個人在面對工作壓力、學業挑戰或生活中的重大變故時都會經歷焦慮,因為當我們對未來感到不確定、面對無法控制的情況時,身體的「戰鬥或逃跑」機制就會啟動,幫助我們應對危機。

但近年來,焦慮逐漸被醫學化,特別是普通焦慮症的定義不斷擴大,使得越來越多的人被貼上「焦慮症」的標籤。慮症的診斷範圍從特定的焦慮症(如社交焦慮、恐懼症)擴展到廣泛性焦慮症(GAD),這種擴展使得原本屬於正常情緒波動的焦慮也成為了「需要治療」的問題。

比如,焦慮本來是為了應對現實生活中的問題而產生的情緒,但當這種情緒因為外界壓力變得難以控制或長期存在時,便被認為是「病症」。

現代醫療體系中,苯二氮卓類藥物和選擇性血清素再回收抑制劑是治療焦慮的常用藥物。苯二氮卓類藥物可以快速緩解焦慮症狀,但它們容易產生依賴性和耐受性。選擇性血清素再回收抑制劑則透過調節大腦中的血清素水準來穩定情緒,常用於長期治療焦慮和憂鬱。

儘管藥物在控制焦慮症狀方面有效,但是,許多情況下,輕度焦慮並不需要立即透過藥物治療。事實上,焦慮的產生往往與生活中的一些壓力事件或心理狀態有關,短期的焦慮本可以透過自我調節、心

理治療等方式得以緩解，而藥物治療的普及卻導致很多原本可以透過非藥物方式緩解的焦慮被直接引向了藥物干預。

用藥物來干預焦慮，除了讓人體遭受本不需要遭受的副作用外，許多患者在藥物治療後會出現反彈性焦慮，即停藥後症狀加劇。這種情況會讓患者陷入一種惡性循環，不得不長期依賴藥物，而實際上，他們的焦慮源頭並沒有得到真正的處理。藥物雖然暫時抑制了焦慮症狀，但並沒有解決引發焦慮的根本問題，如工作壓力、生活不平衡、家庭關係等。

從長遠來看，非藥物的干預方式對許多焦慮症患者來說可能更為有效。心理治療、認知行為療法（CBT）、冥想、正念練習、運動和調整生活方式等，都可以幫助患者管理和緩解焦慮情緒。這些方式幫助人們理解焦慮背後的成因，學習如何應對壓力源，併發展出有效的應對策略。

顯而易見的是，焦慮作為一種正常的情緒，不應該被過度醫學化。對於許多人來說，透過心理治療、生活方式的改變，以及對自我情緒的理解和管理，焦慮可以得到有效的控制，而不需要過度依賴藥物治療。在應對焦慮時，關鍵在於找到平衡點，認識到焦慮情緒的正常性，同時選擇適合自己的方式來應對它。

5-3 | 抗精神病藥物的停藥原則

抗精神病藥物長期服用往往會引發依賴性和戒斷症狀，導致患者在停藥時遇到巨大的身體和心理挑戰。許多患者前來尋求幫助，最想

要停止的藥物往往是安眠藥、鎮靜劑以及抗憂鬱藥物。這些藥物雖然在治療初期可能有所幫助，但長期使用帶來的副作用和成癮性卻讓人苦不堪言。然而，在醫學領域，特別是抗精神病藥物的停藥方面，實際操作的指南和手冊十分有限，甚至可以說沒有明確的準則。因此，許多患者和醫生只能依賴個人經驗和嘗試來應對停藥帶來的挑戰。

儘管缺乏明確的指導，但停藥並非不可實現。想要順利完成停藥過程，以下六個要點非常重要。

1. **得到家人和同事的理解與支援**

    停藥過程中最忌諱的是隱瞞病情，獨自進行減藥。許多患者為了不引起家人和同事的擔憂，會選擇在沒有告知周圍人的情況下偷偷減少藥物用量。這種做法不僅不利於情緒的穩定，還可能增加病情復發的風險。停藥過程中，患者可能會經歷情緒波動甚至出現自殺念頭，如果家人和朋友不知情，無法及時提供支持，後果可能會非常嚴重。

    此外，孤立的感覺會放大患者的痛苦，因此，應該儘量向周圍的人表明自己正在經歷停藥過程，解釋藥物種類以及可能出現的戒斷症狀，這樣周圍的人才能提供更好的幫助和情感支持。

2. **根據藥物種類、劑量、服用時間制定減藥計畫**

    停藥並不是一蹴而就的事情，每個患者的情況都有所不同。因此，制定個性化的減藥計畫至關重要。不同的藥物、不同的服用劑量以及服用時間的長短都會影響減藥的進程。通常情況下，減藥應按照 2 到 4 週為一個週期，逐步減少劑量。

停藥初期的第一個星期，患者可能會感到戒斷症狀非常強烈，但進入第二週時，症狀通常會有所減輕。一旦症狀得到控制，可以繼續進入下一階段的減藥過程。服藥時間較長的患者，停藥所需的時間也會更長，可能需要一到兩年才能完全停藥。

對於服用多種藥物的患者，減藥順序也非常重要。通常，應優先減掉副作用較強的藥物，或半衰期較短的藥物。

3. **並用替代療法和輔助療法**

在減藥過程中，如果不配合替代療法或輔助療法，患者往往會遭受更嚴重的戒斷症狀。因此，許多患者在自行減藥時，由於無法忍受痛苦而最終失敗。替代療法和輔助療法能夠在很大程度上緩解這些症狀。比如，維生素和礦物質的補充能夠幫助患者恢復體力，減少不適。再如，音樂療法、心理療法、針灸、氣功等自然療法，都能在一定程度上緩解戒斷過程中帶來的不適。

同時，保持規律的運動、合理的飲食以及半身浴等生活方式的調整，也能夠幫助患者更好地應對減藥過程中的不適感。

4. **降低恐懼感和不安感**

心理治療在停藥過程中是非常必要的。許多患者因為對戒斷症狀的恐懼，導致停藥過程中過分關注身體不適的反應，甚至上網查找過多負面資訊，這些行為只會加劇他們的焦慮感。因此，減輕心理壓力非常關鍵。透過心理治療，患者可以更好地接受停藥過程中的不適，從而讓停藥的道路變得更加順暢。

患者需要明白，戒斷症狀並不是無解的難題，只要停止藥物，身體會逐漸恢復正常功能。雖然戒斷期間不適難以避免，但這些症狀並非無法忍受，而且隨著時間的推移，它們會逐漸減輕並最終消失。

5. **斷藥後的精神支持**

    許多患者在停止服用抗精神病藥物後，面臨的根本問題依然沒有解決，比如家庭矛盾、人際關係困擾等。若這些問題未能妥善解決，患者可能在壓力再次來臨時重新依賴藥物。因此，在停藥後，患者依然需要持續的精神支援，幫助他們處理生活中的挑戰，避免重新陷入藥物依賴。

6. **認識「回藥反應」（Flash Back）**

    患者停藥後，儘管已經度過了一段時間的適應期，但依然有可能突然經歷「回藥反應」，即出現類似服藥時的症狀，如幻覺、焦慮和身體不適。回藥反應的發生並不代表患者的病情復發，而是藥物殘留在體內的再次活躍。抗精神病藥物，尤其是某些脂溶性藥物，可能在長期服用後在脂肪組織中殘留，隨著某些因素的啟動，這些藥物殘留物會再次進入血液迴圈，引發短暫的類似服藥的症狀。

    患者無需對回藥反應過度擔憂，這是藥物排出體外的自然過程。只要靜養數小時到數天，症狀就會自行消退，且每次回藥反應後，體內殘留的藥物會進一步減少，身體也會變得更加健康。

停藥過程無疑是一場艱苦的挑戰，但透過合理的減藥計畫、替代療法的配合、家人和醫生的支持，患者完全可以順利度過這一過程。最重要的是，患者在服用抗精神病藥物前應該慎重考慮，不要輕易依賴藥物。長期服用這些藥物帶來的損害遠超短期益處。希望未來，能有更多的教育和宣傳，讓人們認識到抗精神病藥物的隱患，從而避免藥物成癮的惡性循環。只有透過全社會的共同努力，我們才能在應對精神健康問題的同時，避免過度依賴藥物，真正找到維護健康的平衡點。

5-4 被推廣的「骨質疏鬆症」

疾病的「製造」並不僅僅局限於精神科，類似的現象也出現在其他領域。其實，骨質疏鬆症在九十年代也經歷了類似的「疾病推廣」過程。

彼時，骨質疏鬆只是老年人正常的骨質流失現象，即隨著年齡增長，人體骨骼自然發生退化，變得更加脆弱，導致骨骼變得脆弱、容易發生骨折。這種情況並不被視為一種需要特殊藥物治療的「疾病」，而是一種伴隨衰老的自然狀況。

但隨著製藥公司和醫療界的介入，骨質疏鬆症的形象被極大程度地「製造」成一種必須要用藥物治療的嚴重健康問題。骨質疏鬆症的焦點在於其會增加老年人骨折的機率，這些骨折可能導致行動不便、生活品質下降，甚至喪失自理能力。這種潛在的危險透過大量媒體報

導和廣告宣傳被不斷放大，逐漸滲透到大眾的認知中，使得許多人對骨質疏鬆症充滿了恐懼。

在這種背景下，製藥公司成功地推廣了治療骨質疏鬆症的藥物，如雙膦酸鹽類藥物，聲稱它們能夠有效預防骨折。這種藥物透過抑制破骨細胞的活性，減少骨質流失，從而減少骨折風險。隨著藥物的推廣，越來越多的中老年人開始被建議進行藥物干預，即使他們只是輕度骨質疏鬆或骨質減少的初期階段。輕度的骨密度減少本來不算嚴重問題，但透過製藥公司的宣傳，它卻變成了一個需要藥物控制的「前期疾病」。

這種骨質疏鬆症「疾病化」的現象，反映了現代醫療系統中的一個潛在問題——透過擴大疾病定義，製造更多的「病人」，推動藥物的使用。

雖然骨質疏鬆症確實是老年人健康中的一個重要問題，但其解決方案並不應局限於藥物治療。實際上，對於許多患者來說，透過健康的生活方式干預，可能比長期服用藥物更為有效。比如，定期進行負重運動，如散步、慢跑或舉重，可以刺激骨骼的新生。與此同時，健康的飲食同樣至關重要，尤其是富含鈣質和維生素 D 的食物，可以有效促進骨骼健康。日曬也是獲取維生素 D 的自然途徑。對於那些不容易從飲食中攝取足夠營養的人，維生素 D 補充劑是一個良好的替代方案。這種非藥物的干預方式對輕度骨質疏鬆患者尤其適用，完全可以避免藥物帶來的副作用。但誇大的宣傳卻讓很多人誤認為只有透過藥物治療才能控制骨質流失問題，而忽略了身體自然的康復能力。

5-5 女性偉哥：性慾低下也是病？

近年來，網路上常常流行一個詞「性冷淡」。而從醫學角度來看，所謂性冷淡，也就是性慾低下症（HSDD），特別指的是女性個體對性生活沒有欲望或者欲望很低，製藥公司甚至為此推出了針對性的藥物，但問題是，這種藥物真的必要嗎？性慾低下真的需要治療嗎？

在正常生活中，性慾的變化是複雜且多樣的。女性的性慾受多種因素影響，包括情緒波動、生活壓力、身體健康、荷爾蒙變化，甚至與伴侶的關係狀態有關。女性在不同的人生階段——比如懷孕、哺乳、更年期——性慾都會出現顯著的變化。因此，性慾低下並非異常現象，而是女性生理和心理複雜交互作用的結果。

然而，製藥公司透過 HSDD 的推廣，將這種正常的波動重新定義為「性功能障礙」，試圖讓女性相信這是一種必須透過藥物治療的健康問題。在 HSDD 的推廣過程中，製藥公司尤其強調性慾對女性生活品質的影響，甚至暗示如果女性不採取行動，她們可能會因此失去自我價值或親密關係。這種基於恐懼的行銷方式無疑影響了很多女性的判斷，讓她們認為性慾低下是一種需要緊急治療的「疾病」，而不是個人生活或情感中可以自然調整的現象。

在此基礎上，製藥公司甚至推出了 Addyi，一種旨在「治療」女性性慾低下的藥物，被宣傳為「女性的偉哥」。2015 年，美國食品藥品監督管理局（FDA）批准了首例可以提升女性性慾的藥品——Addyi，主要用於女性絕經前期獲得性慾衰退的治療。

最初，Addyi 被認為是性慾障礙領域的重大突破，能夠幫助無數女性恢復她們的「正常」性慾。然而，隨著該藥物的推廣，越來越多的質疑聲開始浮現。Addyi 的效果和安全性問題引發了廣泛的爭議。

首先，它的實際效果遠不及預期。研究顯示，服用該藥物的女性僅僅報告了極其有限的性慾提升，遠遠達不到「革命性」藥物的標準。其次，Addyi 還伴隨著一系列副作用，包括低血壓、暈厥、頭暈等，尤其在與酒精或其他藥物一起使用時，這些副作用會更加明顯。因此，開始有專家提出，Addyi 可能並不適合作為女性性慾低下的治療方法，藥物干預或許並非解決這一問題的最好途徑。

歸根究柢，性慾本質上是一種主觀體驗，每個人的性慾高低、頻率、強度都有所不同，將性慾低下簡單地定義為一種「障礙」，並透過藥物進行干預，忽視了性慾變化的自然複雜性。

很多時候，女性的性慾下降並不是生理性的病理問題，而是心理或情感上的反應。比如，當女性因為婚姻問題或生活壓力而感到疲憊不堪時，服用藥物雖然可能暫時性提升性慾，但並不能改變她們內在的情感狀態。因此，即便是真的有能夠提升性慾的藥物，也只是表面上緩解了症狀，卻沒有真正觸及問題的根源。

5-6 更年期需要吃藥嗎？

在許多人的認知裡，「更年期」是一個極具貶低和嘲諷的指代詞，更年期，讓人討厭。如果形容一位女性「更年期」，似乎就是指責她歇

斯底里、胡攪蠻纏，陰晴不定、脾氣暴躁，愛嘮叨、愛吵架、蠻橫無理等等。

但其實，本質上，更年期是女性生殖生命週期中的一個自然階段。

更年期通常分為三個階段，分別是圍絕經期、絕經期和絕經後期。

圍絕經期是更年期的過渡階段，通常是從月經開始改變，比如月經不再準時、或者頻繁出現，到最後一次月經造訪的 12 個月之後，這個階段平均持續約四年，女性面臨著雌激素的減少、直到停止產生。而在此期間，會有各種因為激素的突然變化，而產生的各種身體不適。女性被迫認識和適應著各種身體激素的極速變化，努力接受從生育期到中老年期，在體驗生理上的絕對界限。

比如，所謂的更年期陰晴不定、愛發火，常常是因為這一時期的女性突然來潮的潮熱，就像身體內部突然引爆了火爐，幾分鐘之內脖頸處都會有一層薄汗，且無法控制來訪時間，這是由下視丘水準的體溫調節功能障礙介導的，並由「雌激素撤退」所誘發，引起精神情緒障礙。

一些女性在圍絕經期會出現難以入睡，這是更年期失眠；還有一些圍絕經期女性好像有點高興不起來，這可能是因為更年期卵巢雌激素分泌逐漸減少及垂體促性腺激素增多，造成神經內分泌一時性失調，下視丘—垂體—卵巢軸回饋系統失調和自主神經系統功能紊亂，所以才容易產生憂鬱、焦慮症。

絕經期是指女性最後一次月經，通常是在圍絕經期結束後的一年內確定。

絕經後期是從最後一次月經後的第二年開始，持續到女性的餘生。此階段雌激素水準穩定在低水準，身體逐漸適應這些變化，但也可能出現長期的健康問題如骨質疏鬆和心血管疾病。

可以說，更年期是女性走向了新的生命週期，在應對著身體發出的挑戰，面對這一問題，激素替代療法成為了緩解更年期症狀的主流治療方案。廣告上往往強調，激素替代療法可以快速有效地消除不適，恢復活力。

激素替代療法的核心思想是透過補充體內雌激素和黃體酮等激素，來緩解更年期症狀。這聽起來很合理，畢竟更年期的症狀大多是由於體內激素水準下降引起的。於是，製藥公司順勢推出了各種激素補充藥物，迅速搶佔市場，並透過大規模廣告宣傳，讓女性相信這是緩解症狀的唯一出路。

事實上，激素替代療法最早是在 20 世紀 60 年代興起的，起初只用於治療更年期的嚴重症狀。隨著時間的推移，越來越多的女性開始接受這種療法，甚至有人把它當成了「青春再現」的神奇藥物——透過服用激素，既能緩解更年期的不適，還能保持年輕態。這一宣傳策略無疑觸動了許多女性的心弦，使得激素替代療法成為了主流。

但與此同時，激素替代療法的副作用也不可忽視。尤其是在近年來，一些關於激素替代療法增加乳腺癌、心血管疾病和中風風險的研究引發了公眾的廣泛關注。2002 年，美國一項大規模研究（WHI 研究）發現，長期使用激素替代療法的女性，乳腺癌的發病率明顯上升。這一研究結果讓許多女性開始對這種治療方式產生質疑。不僅如此，服用激素可能導致血液凝固風險增加，進而引發靜脈血栓或肺栓

塞。這些嚴重的健康問題讓人們開始重新審視，是否每個經歷更年期的女性都需要透過藥物來調節自己的身體？

事實上，更年期的症狀並不一定需要依靠藥物治療。很多女性透過調整生活方式，就能有效緩解這些不適。飲食、運動和心理支持在調節更年期症狀方面都具有顯著的作用。

特別是均衡的飲食對於緩解更年期症狀至關重要。多攝入富含植物雌激素的食物，如豆製品、亞麻籽等，可以幫助平衡體內的激素水準。此外，補充鈣質和維生素 D 有助於預防骨質疏鬆，這在更年期後尤其重要。適當的運動也能夠顯著改善情緒、促進睡眠，並增強身體的整體健康狀況。無論是有氧運動、瑜珈，還是力量訓練，都會對女性在更年期階段的身體調節產生積極作用。

此外，年期不僅是身體的變化，也是心理上的轉折期。許多女性在這個階段感到情緒波動或不安，而透過心理支持、與他人分享感受、冥想等方式，能夠幫助她們度過這一過渡期。

總的來看，儘管激素替代療法在短期內可能有效緩解症狀，但長期使用的副作用使得它不再被視為唯一選擇。畢竟，女性的身體有著強大的自我調節能力，激素水準的變化雖然會帶來一些不適，但這並不意謂著我們必須依賴藥物才能度過這個階段。說到底，更年期並不等於疾病，而是每個女性都會經歷的自然過程。回歸自然的調節方式，才能讓女性真正感受到健康的力量，而不是陷入對藥物的依賴。正如更年期是人生旅程的一部分，我們應當以平和的心態去接受和面對，而不是把它當作一個必須被「治療」的問題。

5-7 過敏性疾病的泛化

過敏性疾病的範圍近年來似乎「越來越大」。如果我們有留意，就會發現身邊出現越來越多的「過敏患者」，無論是過敏性鼻炎、皮膚過敏，還是食物過敏，甚至一些輕微的日常不適也被歸類為過敏症。不可否認，這些疾病確實存在，但我們同時要注意到，它們的診斷標準正在逐漸擴大。這不僅讓過敏疾病的概念被泛化，也讓越來越多的人感到自己需要長期服用抗過敏藥物，而這種趨勢背後隱藏著更多的問題。

在過去，過敏性疾病往往與明顯的嚴重症狀相關，如極端的呼吸困難或嚴重的皮膚反應。然而，隨著科學研究的進步，許多日常的輕微不適也被納入了「過敏性疾病」的範疇。比如，輕微的花粉過敏或某種食物引起的不適反應，都可能會被診斷為過敏。雖然這些症狀確實讓人不舒服，但並不一定需要透過長期藥物治療來解決。事實上，許多輕微的過敏反應可能隨著免疫系統的調節或環境的改善而自我緩解。

抗組胺藥物是常見的過敏治療藥物，它們透過阻斷體內的組胺受體來減輕過敏症狀，如鼻塞、流鼻涕、皮膚搔癢等。對於某些嚴重的過敏反應，這類藥物確實有效，能夠迅速緩解症狀。然而，長期使用抗組胺藥物卻並非總是好的選擇。隨著藥物的濫用，許多輕微的症狀也被視為必須透過藥物控制的「疾病」，而忽視了身體自然的自癒能力。

被宣傳出來的「疾病」 5

長期服用抗組胺藥物還可能帶來副作用，比如嗜睡、口乾、頭暈等。更為嚴重的是，抗組胺藥物可能會影響中樞神經系統，導致患者在長期服用後產生依賴性。一些研究還表明，過度使用抗過敏藥物可能會降低身體對某些過敏原的耐受性，反而加重過敏症狀。

另外，儘管藥物能夠緩解過敏症狀，但並非所有過敏患者都需要長期依賴藥物。事實上，許多輕微的過敏反應可以透過環境控制和自然調節來改善。譬如，過敏性鼻炎患者可以透過減少與過敏原的接觸來緩解症狀，如定期清潔房間、使用空氣篩檢程式等。對於食物過敏患者，瞭解並避免食用會引發過敏的食物，往往比藥物干預更有效。此外，免疫系統本身具有調節功能。研究表明，免疫系統可以透過逐步適應特定的過敏原，降低對其的反應強度。舉個例子，有些輕微的花粉過敏患者在接觸一定量的花粉後，隨著時間推移，症狀可能會逐漸減輕。這種現象說明，免疫系統並非一成不變，而是可以透過自然的調節，恢復正常的防禦功能。

在一些情況下，過敏的泛化不僅與身體反應有關，還可能與心理因素密切相關。隨著過敏性疾病被廣泛討論，許多人開始將一些輕微的不適症狀與過敏聯繫起來，並認為自己需要藥物治療。這種心理上的依賴，可能會導致患者過度關注自己的症狀，進而加重不必要的藥物使用。有些人在感受到鼻塞或皮膚輕微搔癢時，可能會立刻服用抗過敏藥物，儘管這些症狀可能只是暫時性的生理反應，完全可以在沒有藥物的情況下自行緩解。這種「過度醫療化」的現象，讓許多原本並不嚴重的症狀也變得複雜化。

過敏確實是一種常見的健康問題，但並不意謂著所有的過敏反應都需要藥物干預。透過合理的環境控制、增強免疫力以及調整生活方式，許多人可以有效緩解過敏症狀，而無需長期依賴藥物。現代醫學在不斷發展，但我們也應警惕過度依賴藥物的趨勢，特別是在面對輕微的過敏反應時，應該更多地考慮自然調節的方式。

　　歸根結底，過敏是一種身體對外界刺激的正常反應。在大多數情況下，我們的免疫系統具備自我調節和恢復的能力。過度依賴藥物不僅可能帶來副作用，還會削弱身體的自然防禦機制。與其不斷尋找藥物治療，不如透過調整生活方式，增強自身免疫力，從根本上解決問題。

CHAPTER 6

保健品是智商稅嗎？

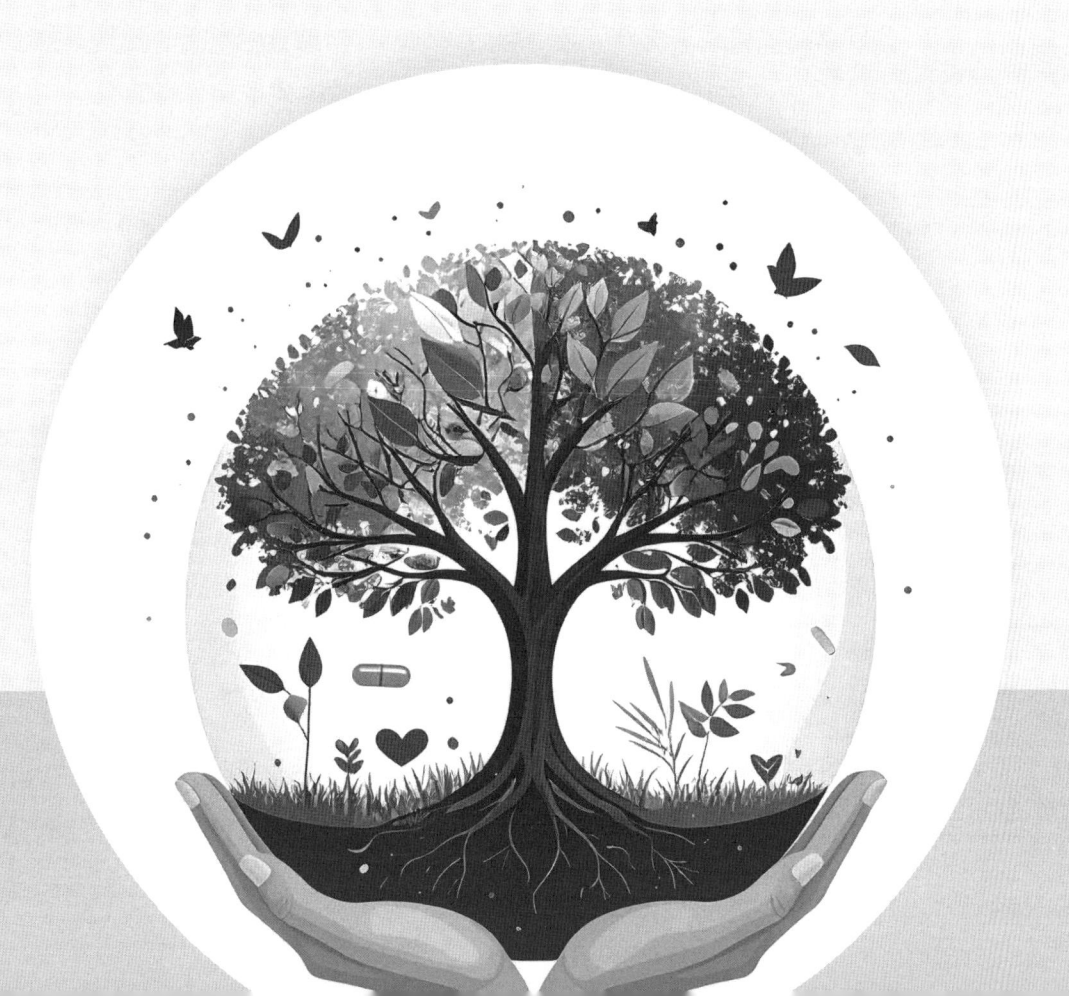

6-1 保健品不能當藥吃

保健品，這個聽起來充滿了健康氣息的詞彙，在現代社會幾乎無處不在。無論是在超市貨架上，還是在廣告中，或者是朋友圈的分享，保健品都被廣泛推崇為身體健康的理想伴侶。我們時常聽到這樣的宣傳：「吃了某種保健品，就可以補充某種營養，預防某種疾病，保持年輕。」那麼，保健品真的像廣告中所說的那樣神奇嗎？我們是否真的需要這些補充劑？

首先，我們需要明確知道，保健品到底是什麼？簡單來說，保健品（保健食品或營養補充劑）是一類用於補充日常飲食中缺乏的營養素或為了某種健康目的設計的產品。它們的形式多種多樣，有營養片、膠囊、粉末、液體等。保健品的種類也繁多，包括維生素、礦物質、草藥提取物、蛋白粉、益生菌、魚油等。

今天，在健康保養，慢病調理方面，現在很普遍的一種現象就是，很多中老年朋友篤信保健品能「治病」，可以替代藥品，這當然不是事實。本質上來說，保健品是一種食品，只是這種食品並不同於一般食品，更多的是將食品中的一些特定因素提取出來，讓其具有特定的保健功能，試圖能夠調節人體機能，用於特定人群食用。而藥品則是用於控制、預防、治療疾病，具有明確的適應症、適用人群、用法用量的產品。兩者的區別不言而喻。

很多人之所以會產生這種誤解，主要是因為保健品宣傳中存在一些「灰色地帶」。在銷售過程中，保健品常常打「擦邊球」，宣稱其不僅具有調節身體機能的保健作用，還能夠預防、甚至治療某些疾病。

此外，一些廣告還會強調保健品「天然」、「無副作用」，相比藥品更安全。這種宣傳方式容易讓消費者產生錯覺，認為自己可以透過保健品來替代藥品，避免藥物的副作用。但這種觀點顯然是錯誤的。保健品的作用更多是「錦上添花」，而不是「雪中送炭」，它不能像藥物那樣直接對抗疾病的病因。

以維生素類保健品為例。維生素 C 片被廣泛宣傳為增強免疫力的神奇補充劑，甚至被說成可以預防感冒。但實際上，科學研究表明，除非你體內確實缺乏維生素 C，否則額外補充並不能顯著增強免疫功能，也無法預防感冒。同樣的道理，許多保健品雖然能夠提供某些營養素的補充，但在已經有健康飲食的前提下，這些額外的補充並不會顯著提高我們的健康水準。

再比如魚油補充劑。魚油富含 Omega-3 脂肪酸，被廣泛宣傳可以降低心臟病風險，促進大腦功能，甚至改善關節健康。但這並不意謂著每個人都需要大量攝入魚油。事實上，如果日常飲食中已經包含足夠的魚類和堅果等富含 Omega-3 的食物，那麼額外補充魚油並不會帶來明顯的健康益處。而且，過量攝入魚油反而可能導致出血風險增加。

實際上，保健品的宣傳常常過度誇大。許多保健品廣告使用模糊的詞彙，比如「增強免疫力」、「改善睡眠品質」或「提高代謝率」。這些表述聽起來很吸引人，但它們大多是非常寬泛且沒有明確標準的描述。即使是像「增強免疫力」這樣的說法，很多人並不知道到底該如何衡量免疫力是否增強了，以及增強了多少。這些模糊的宣傳讓消費者誤以為保健品可以解決很多健康問題，但事實上，這些效果往往難以量化，也很難證明。

此外,保健品的監管力度遠不如藥品。藥品必須經過嚴格的臨床試驗、審批和監控,確保其安全性和有效性。但保健品的監管相對寬鬆,只要不聲稱治療疾病,它們通常不需要像藥物那樣經過大量的臨床試驗。因此,保健品的品質和效果往往參差不齊,甚至有些產品的實際成分與標籤不符。特別是一些所謂的「進口保健品」或「網紅保健品」,在品質和安全性上更是難以保證。

如何分辨保健品和藥品?

如果我們分不清保健品還是藥品,只要拿起一盒產品看批准文號就行。

中國保健品的批准文號一般都是國食健字XXXX,在外包裝中會標有小藍帽的標誌(台灣為健康食品許可證、小綠人標章)。這個標誌代表該產品透過了國家食品藥品監督管理局的審批(台灣為衛生福利部),符合作為保健食品的標準。而藥品的批准文號則一般為國藥准字XXXX,在包裝中明確了適應症,適用人群,用法用量等資訊,也會標著OTC(非處方藥),Rx(處方藥)等標識。OTC藥物可以不經醫生處方購買,而Rx藥物則需要醫生處方才能購買。

不僅如此,保健品和藥品在申報上也有極大的區別。藥品在申請、研發、品質控制和監管要求等方面要嚴格得多。舉個例子,藥品的開發需要經過臨床試驗,證明其安全性和有效性,之後才能上市。而保健品則不需要經過如此嚴格的臨床試驗,只需要證明其「無害」,並符合調節功能的相關標準。這意謂著,藥品必須具備明確的治療效果,風險和副作用也要經過詳細研究;而保健品則沒有這樣的要求,它們更側重於輔助健康,並不能像藥品那樣對疾病進行直接干預。

6-2 | 維生素，不是吃越多越好

維生素（又稱維他命）是我們身體必不可少的營養素，也是市場上最常見的保健品之一，我們隨手點開一家電商平台，搜群維生素，就能看到各式各樣的維生素保健品，比如維生素 A、維生素 B、維生素 C，或者包含了各種維生素的複合維生素，以及針對特定健康問題設計的功能維生素。此外，維生素保健品還有各種形態，包括發泡錠、液體補劑還是維生素片等等。

許多人相信，透過額外補充維生素可以讓自己更健康，預防各種疾病。我們要知道的是，雖然維生素對身體至關重要，但它並不是「吃越多越好」。此前，就有央視新聞報導，53 歲的陳先生動不動就生病，家人和朋友紛紛推薦各種保健品，陳先生最終選擇了一種進口維生素。服用了一段時間以後沒有什麼作用，陳先生於是加大劑量，由原來每天吃 1 顆改成每天吃 8 顆。過了一段時間，陳先生出現了小便發黃、皮膚發黃等症狀。醫生發現，陳先生已經嚴重到肝衰竭的程度，最終鎖定，元兇就是陳先生服用的進口維生素。

首先，我們要知道，維生素分為兩大類：脂溶性和水溶性。脂溶性維生素包括維生素 A、D、E 和 K，它們可以儲存在體內，但如果過量攝入脂溶性維生素時，就容易堆積，導致中毒；而水溶性維生素，比如維生素 C 和 B 族維生素，則較容易透過尿液排出，但這並不意謂著可以隨意服用。

以維生素 A 為例，如果人體缺乏維生素 A，會出現生長遲緩、免疫系統紊亂和夜盲症等嚴重健康問題。不僅如此，維生素 A 的缺乏還可能引起眼睛乾燥，這種病症通常被稱為乾眼病。但是，如果攝入過量維生素 A，又會出現急性中毒和慢性中毒：短時間內攝入過量的維生素 A，會導致出現維生素 A 急性中毒，患者會出現頭暈、嗜睡、頭痛、嘔吐、腹瀉等中毒反應。而如果在很長一段週期內維生素服用過量，但是超量不是很嚴重，則會表現為關節疼痛、腫脹、皮膚出現搔癢、腹痛、容易激動、月經量少等。儘管肝臟可以儲存維生素 A，在一定程度上減輕其毒性，但如果持續過量服用，超過肝臟儲存和分解的能力，就會導致中毒，甚至出現肝衰竭。服用了進口維生素的陳先生，就是這樣的例子。

而維生素 D 雖然有助於骨骼健康，因為它幫助身體吸收鈣，但如果過度攝入，可能導致鈣在血液中堆積，而鈣質沉積在腎臟內可能導致腎結石。腎結石是一種非常痛苦的病症，結石阻塞尿道，導致劇烈的疼痛，並可能引發感染或其他腎臟問題。嚴重情況下，高鈣血症還會引起腎功能衰竭。

再比如維生素 B 族常常被人們用作緩解壓力、改善情緒的補充劑。維生素 B 對神經系統和能量代謝確實有幫助，但這並不意謂著需要透過補充劑來大量攝入。現代飲食中，很多食物都富含 B 族維生素，如全穀類、堅果、豆類等，大多數人透過正常飲食就能獲得足夠的 B 族維生素。如果大量補充維生素 B，尤其是 B6，可能會引起神經系統的損傷，導致手腳麻木或刺痛。再如維生素 E，雖然具有抗氧化作用，但過量服用反而可能增加出血風險。

今天，很多人會透過補充劑來獲得這些維生素，尤其是在日常飲食不均衡或身體有特殊需求的情況下。然而，市場上有些產品宣傳的劑量遠遠高於推薦攝取量，這不僅沒有好處，反而可能給身體帶來不必要的負擔。

還有一些人認為，維生素是對抗感冒、增強免疫力的靈丹妙藥，尤其是維生素C。雖然適當攝入維生素C確實有助於維持免疫系統的正常運作，但並沒有確鑿的證據表明，大劑量的維生素C可以預防感冒或縮短感冒的持續時間。事實上，過量攝入維生素C反而可能引起胃腸不適，如胃痛或腹瀉。此外，過量的維生素C還可能對腎臟造成影響。過多的維生素C在體內代謝時會產生一種叫做草酸的物質，草酸與鈣結合形成草酸鈣結晶，久而久之，這些結晶可能會形成腎結石。

事實上，身體對每種維生素的需求量都是有限的。超量補充並不會讓身體更健康，反而可能導致營養過剩——健康的飲食才是獲取維生素的最佳途徑，多樣化的飲食，包括新鮮的蔬菜、水果、全穀物和蛋白質食品，可以為我們提供充足的維生素和礦物質，而不需要額外的補充劑。

6-3 │ 膠原蛋白能讓你回春嗎？

膠原蛋白近年來被廣泛宣傳為一種能夠「抗衰老」的神奇物質，無論是廣告中的美容飲品，還是膠囊補充劑，都似乎在告訴我們：只要堅持吃膠原蛋白，就能讓皮膚緊緻、減少皺紋，甚至讓關節更健康。但問題是，膠原蛋白真的能如宣傳所說，讓我們「回春」嗎？

膠原蛋白（Collagen）其實是一種結構蛋白，廣泛存在於人體的皮膚、骨骼、肌腱和關節中。它可以說是「身體的黏合劑」，幫助維持組織的結構和強度。膠原蛋白的流失是隨著年齡增長，導致皮膚鬆弛、關節變弱的原因之一。因此，補充膠原蛋白似乎是一個合理的抗衰老策略。

口服膠原蛋白補充劑後，很多人希望它能直接作用於皮膚、關節，起到恢復彈性、減少皺紋的作用。但事情並沒有那麼簡單。膠原蛋白是一種大分子蛋白質，而不管是蛋白質、碳水化合物還是脂肪，食用之後都是需要在體內進行分解的，其中，蛋白質最終分解成氨基酸，身體內的氨基酸再進行重新組合，組合成人體所需的蛋白質。

因此，膠原蛋白無法被人體直接吸收，需要透過腸胃消化，分解成氨基酸以後才能被吸收，然後進入細胞重新組合變成不同的蛋白質。就像吃牛肉時，身體也會將牛肉蛋白分解成氨基酸，然後再由機體重新合成為所需的蛋白質。你吃的膠原蛋白和吃其他蛋白質沒什麼區別，最終都會變成一堆氨基酸。也就是說，雖然人們吃進去的是膠原蛋白，但補的卻不一定是膠原蛋白，更不用說定向去補充皮膚中損失的膠原蛋白。

儘管近幾年的新工藝和新研究發現，膠原蛋白分解之後會形成一些短肽，這些短肽重新組合之後又會形成新的膠原蛋白。基於此，口服特定的膠原蛋白保健品重新被人們所信任，人們認為其可能會對皮膚有效，但這在醫學界依然存在較大爭議。

此前，在 Skin Pharmacology and Physiology 的一個關於膠原蛋白對皮膚皺紋影響的試驗中，研究人員透過雙盲-安慰劑試驗，隨機選取

35-55歲婦女69人，每天服用2.5g、5g膠原蛋白水解物或2.5g安慰劑持續8週，每組23人。結果發現，50歲以下的人服用膠原蛋白，沒有明顯改變；50歲以上的人會有一定提高皮膚彈性的效果——雖然不能說膠原蛋白水解物一點效果都沒有，但確實也不算有什麼效果。這就是為什麼口服膠原蛋白保健品的護膚功效一直存在較大的爭議，不被認可的原因。

而膠原蛋白之所以成為熱門保健品，很大程度上得益於成功的市場推廣。廣告和宣傳通常透過描繪理想化的抗衰老場景——光滑緊緻的肌膚、靈活的關節、年輕健康的外貌，吸引消費者。但在這些宣傳背後，許多公司往往誇大了膠原蛋白的作用。不僅如此，膠原蛋白保健品還有可能引發胃腸道不適，如胃痛、腹脹等。如果來源不明或品質不過關的膠原蛋白，還可能還會帶來健康隱患。比如，有些低品質的膠原蛋白產品可能含有重金屬或有害物質，這對於長期服用者來說是個風險。

盲目相信膠原蛋白補充劑能「回春」可能只是市場行銷的噱頭。相比之下，透過健康的飲食、運動等方式來保持皮膚和關節的健康，或許才更加切實可靠。

6-4 輔酶Q10真的這麼神嗎？

近幾年，在各大媒體平台，有一種被追捧為「萬能補品」的保健品悄然崛起，它就是輔酶Q10。從抗癌、抗衰老，到治療不孕不育、

增加免疫力，輔酶 Q10 幾乎無所不能，它甚至還被認為能夠預防新冠後心肌炎，保護新冠後的心臟。

輔酶 Q10 聽起來很高級，但本質上它是一種類似維生素的物質，又叫維生素 Q。1957 年，一位美國教授在牛心臟中首次發現了這種物質。它在體內起到幫助細胞產生能量的作用，特別是在心臟、肝臟和腎臟這些「耗能大戶」中存在較多。此外，輔酶 Q10 還有一個「變種」——還原型輔酶 Q10，它是一種抗氧化劑，有助於清除自由基。由於這種物質參與細胞能量代謝，並且具備抗氧化功能，它被認為對維持身體健康和延緩衰老有一定幫助。

但是，要潑一盆冷水的是，輔酶 Q10 的宣傳大幅誇大了其功效，以至於很多人誤以為它是某種包治百病的「神藥」。

很多保健品廣告聲稱，輔酶 Q10 能夠顯著抗疲勞，尤其適合上班族使用。然而，目前的研究多集中在動物實驗上。在一些小鼠實驗中，輔酶 Q10 確實提高了小鼠的運動耐力，但在人類身上的效果尚無明確定論。更重要的是，人體對於輔酶 Q10 的吸收率相對較低，補充大量輔酶 Q10 並不會立即轉化為明顯的抗疲勞效果。

當然，也有不少研究調查了輔酶 Q10 對新冠長期症狀改善的影響。知名雜誌《柳葉刀》的子刊《柳葉刀-區域健康（歐洲）》此前就刊出了一項丹麥研究，對照觀察輔酶 Q10 與安慰劑對 12 週以上新冠症狀的改善情況。最終結論是吃輔酶 Q10，還是用安慰劑，經過幾週治療後，這些長新冠症狀都獲得了改善，輔酶 Q10 的改善似乎更明顯一些，但差異達不到統計學顯著。

此外，越來越多的美容產品中添加了輔酶 Q10，宣傳它能夠減緩皮膚老化、減少皺紋、提升皮膚彈性。的確，有研究表明，輔酶 Q10 能夠減少氧化應激，幫助皮膚保持水潤，減少皺紋深度。但需要注意的是，這種效果是有限的，更多的是與全身健康狀況相關，而不是靠單一的保健品或美容品就能達到神奇效果。而在護膚品中添加輔酶 Q10 對皮膚有積極的影響，目前也缺乏依據，更不是「返老還童」的神奇成分。

總而言之，無論是抗疲勞、心血管問題，還是備孕、預防癌症、糖尿病、偏頭痛治療等方面，輔酶 Q10 的價值都是：有點證據，但不充足。而很多研究的有效性，通常是指向於透過天然食物所獲得的這類具有活性的元素。

另外，值得注意的是，健康人群通常不需要額外補充輔酶 Q10，因為人體能夠自行合成這種物質，富含輔酶 Q10 的食物如肉類、魚類和全穀物也可以提供充足的營養。只有那些患有輔酶 Q10 缺乏綜合症等特殊遺傳病的患者，才需要在醫生的指導下補充輔酶 Q10。

因此，雖然輔酶 Q10 確實是一種對身體有益的物質，尤其在抗氧化、輔助治療心臟衰竭等方面具有一定效果。但它並不是萬能藥，很多誇大的宣傳讓人誤解了它的實際作用。對於健康人群來說，過分依賴輔酶 Q10 並不必要，合理的膳食和健康的生活方式才是保持身體機能最佳狀態的關鍵。

6-5 排毒保健品，到底在排什麼毒？

排毒保健品已經成為現代健康市場的熱門產品，宣傳中聲稱它們能夠幫助清除體內的毒素、改善代謝、促進健康，問題是，這些保健品到底在「排」什麼「毒」？這些所謂的「毒素」真的存在嗎？

今天，我們只要在各大電商平台搜索「排毒」，就會跳出來琳瑯滿目的各類保健品，包括草藥提取物、纖維補充劑、抗氧化劑等。這些產品通常聲稱能夠幫助清理體內堆積的有害物質，從而改善健康，比如促進腸道蠕動、淨化血液、排除自由基等。

但是，這裡存在一個基本問題：毒素這個概念在保健品廣告中的定義非常模糊。現代醫學中所說的「毒素」通常是指體內代謝廢物，或者是某些外來有害物質，如重金屬、污染物等。但這些物質大多數透過肝臟、腎臟、皮膚、肺和消化系統的天然排毒機制排出體外。事實上，健康人體內有一套複雜且高效的系統來處理廢物，基本不需要透過外界手段來「排毒」。

根據現有的科學研究，大多數排毒保健品沒有充分的臨床證據支持它們的效果。雖然一些產品確實含有對健康有益的成分，如抗氧化劑、膳食纖維和某些草本植物，這些成分可以改善消化、調節新陳代謝，但它們的效果往往被誇大。保健品中的所謂「排毒」機制，大多是透過促進排便或利尿來加速廢物的排出，實際上並不是針對具體「毒素」的排除。

舉個例子，排便類排毒保健品通常會含有纖維或輕瀉劑，的確可以短期內增加排便次數，給人一種「排毒」的感覺。然而，長期使用輕瀉劑可能導致身體依賴性，甚至損害消化系統健康。

那麼，這些宣稱「排毒」的保健品，又到底在「排」什麼？根據功效歸納，主要可以分為四類：重金屬、自由基、腸道毒素和脂溶性毒素。

具體來看，某些保健品聲稱可以幫助體內排出重金屬，如鉛、汞等。但我們要知道的是，重金屬在體內的排出是一個複雜的過程，需要肝臟、腎臟的充分運作。並且，現代醫學中常用的是特定的整合療法來排除重金屬，而不是透過簡單的保健品，更不是簡單的增加排便的次數就能排出重金屬。

自由基則是體內正常代謝過程中產生的副產物，雖然它們與衰老和某些疾病有關，但健康體內的抗氧化機制已經足夠應對。許多排毒保健品會宣傳其含有高效抗氧化劑，聲稱能夠清除自由基。然而，食物中的抗氧化劑，如水果、蔬菜中的維生素 C 和 E，已經足夠幫助身體對抗自由基，額外的補充品通常沒有必要。

腸道毒素是最常見的「排毒」訴求之一。很多保健品聲稱可以透過增加纖維攝入來「清理腸道」，但實際上，普通的膳食纖維攝入（如透過蔬菜、水果、全穀物）已經可以幫助保持腸道健康。保健品中使用的輕瀉劑等成分，雖然短期內能增加排便，但長期使用會破壞腸道菌群平衡，反而有害。

另外，排毒產品宣稱可以透過清除脂肪組織中的「毒素」，來達到減肥和淨化的雙重效果。但事實上，脂肪組織中的代謝物需要透過長期的運動和健康飲食來有效減少，保健品通常並不能達到這樣的效果。

儘管排毒保健品在廣告中被描述得十分誘人，但實際效果和潛在風險卻不能忽視。對於大多數人來說，健康的飲食、適量的運動、充足的睡眠和良好的生活習慣，才是真正幫助身體自然排毒的有效方法。肝臟、腎臟和腸道本身具備強大的自我調節功能，只要我們保持均衡飲食、避免過量攝入有害物質，身體就能順利完成「排毒」工作，而不需要額外依賴那些被誇大的保健品。

因此，與其追求所謂的「排毒」保健品，不如把目光放回到日常的健康管理上。透過合理的飲食和健康的生活方式，我們的身體已經具備了足夠的能力來維持平衡和清除廢物。

6-6 沒有提高免疫力的保健品

在當今市場上，保健品可謂琳琅滿目，很多保健品都會聲稱能夠「增強免疫力」，以此來吸引消費者購買。但事實上，真正科學有效的「提高免疫力」的保健品其實是非常少見的，甚至可以說是沒有，用保健品來提高免疫力，這本身就是一個「悖論」。

免疫系統是如何工作的？

要理解為什麼提高免疫力的保健品多半並不管用，首先需要理解免疫系統的運作。人體免疫系統是一種複雜的網路，由免疫器官、免疫細胞和免疫分子構成。

免疫器官就像是免疫系統的「大本營」，這些器官包括骨髓、胸腺、脾臟、淋巴結、扁桃體等，它們在我們的身體內形成了一個龐大的免疫網路。這些器官不僅是免疫細胞的生產和成熟場所，還是免疫反應的重要發起地點。其中，骨髓是生成免疫細胞的器官，胸腺則是T細胞成熟的場所。淋巴結遍佈全身，是過濾淋巴液、捕捉病原體的場所。當淋巴結腫大時，往往意謂著體內存在感染或炎症。

免疫細胞是免疫系統的「戰鬥人員」，它們構成了免疫系統的核心力量。免疫細胞包括各種類型的白血球，如巨噬細胞、T細胞、B細胞、自然殺傷細胞等。它們各司其職，在發現入侵者後迅速出擊，展開免疫反應。

免疫分子則是免疫系統的「戰鬥武器」，它們是免疫反應的關鍵組成部分。免疫分子包括抗體、細胞因數、補體蛋白等，它們在免疫反應中扮演著信號傳導、炎症調節、抗體介導等重要角色。

抗體是B細胞產生的蛋白質，能夠識別並結合到特定的抗原上，標記病原體並促使其被巨噬細胞或其他免疫細胞吞噬。抗體還可以中和毒素，阻止病原體進入細胞。細胞因數是免疫細胞分泌的信號分子，它們能夠招募和啟動其他免疫細胞，調節免疫反應的強度和類型。比如，干擾素就是一類細胞因數，能夠干擾病毒複製，增強巨噬

細胞和自然殺傷細胞的活性。補體蛋白是一組能夠在血液中迴圈的蛋白質，它們在啟動後可以直接攻擊並破壞病原體，形成孔洞使病原體裂解，還能促進吞噬作用。

正是免疫系統的各個組成部分各司其職，我們的身體才能在日常生活中抵禦外界病原體的入侵，保持健康穩定的狀態。

免疫系統的一個重要特點是平衡性。免疫反應如果過度強烈，可能會導致自體免疫疾病，即免疫系統誤將自身的健康細胞當成外來威脅並加以攻擊。

類風濕性關節炎或 1 型糖尿病就是兩種典型的自體免疫疾病，在類風濕性關節炎中，免疫系統攻擊關節組織，導致慢性炎症、關節疼痛和變形。**1 型糖尿病**則是免疫系統攻擊胰腺中的 β 細胞，破壞其產生胰島素的功能，從而導致血糖調節問題。這些疾病顯示出，免疫系統如果缺乏平衡，攻擊力過強，可能會摧毀體內健康的細胞和組織。

但是，如果免疫反應過弱，身體就難以抵禦感染，這可能導致易感染性增加和更嚴重的疾病風險。愛滋病就是因為 HIV 病毒攻擊和破壞免疫系統的關鍵組成部分──T 細胞，導致免疫功能削弱，最終使人體無法抵禦常見感染。因此，免疫系統並不是簡單地越強越好，它需要在不同情況下進行精確調節。

為什麼保健品不能提高免疫力？

很多保健品宣稱能夠「增強」或「調節」免疫系統，尤其是在冬季或流感季節，這類保健品的銷售更是大幅上升。這類產品通常含有

維生素、礦物質、植物提取物等成分，宣稱能夠提升身體的免疫功能。然而，關於它們是否真正有效，科學研究結果卻並不支持。

以維生素為例，維生素C、維生素D和鋅等常常被稱為「免疫力提升劑」。雖然這些營養素的確對免疫系統的正常運作至關重要，但它們更多的是在缺乏時導致免疫力下降。如果我們的身體已經從日常飲食中攝取了足夠的維生素和礦物質，那麼額外補充的保健品實際上不會進一步增強免疫系統的功能。

比如，維生素C的確在防止感冒症狀上有一定作用，尤其是對於長時間暴露在極端環境中的個體（如極地研究人員或長跑運動員），但對於一般人群，服用大劑量維生素C對預防感冒或增強免疫力的作用微乎其微。長期大劑量的服用維生素C可以促進鐵的吸收，能引起高鐵紅細胞貧血，還可以減少腸道對維生素B12的吸收，使巨幼紅細胞性貧血加速惡化。如每天用量超過5克可導致溶血，重者可以致命。長期口服維生素C每日超過3克，可引起腸蠕動亢進、腹瀉、腹痛，嚴重時導致消化道出血；可使胃酸增加，常會使胃炎和胃腸十二指潰瘍病情加重。

服用過量的維生素C會使白血球的抗病能力明顯下降。白血球周圍的維生素C過多，不僅妨礙白血球摧毀病菌，而且還會使病菌和癌細胞得到保護，從而降低人體免疫力。過量服用維生素C會拖延某些傳染病和風濕等變態反應性疾病的病程。

美國賓夕法尼亞大學癌症藥理中心布賴爾研究小組指出，維生素C會誘導出某些破壞DNA的成分，而這些成分在各種腫瘤中都可以找

到，說明過量維生素 C 可能有致癌作用，所以維生素 C 對腫瘤和癌症有雙重作用。

類似的，維生素 D 的缺乏與免疫功能下降有關，尤其是在冬季陽光不足的情況下，但並沒有證據表明大量補充維生素 D 能顯著增強免疫力。

市場上還有許多含有草本提取物的保健品，如紫錐菊、牛至油、靈芝等。儘管一些實驗室研究表明，這些植物成分可能對免疫細胞有刺激作用，但這些研究大多數是在體外環境或動物身上進行的。人體臨床試驗的結果通常沒有那麼明確，甚至是矛盾的。比如，紫椎菊在實驗室條件下展示出了一定的抗病毒活性，但大多數臨床試驗顯示，它對預防普通感冒的作用非常有限。

近年來，益生菌也被廣泛宣傳為提高免疫力的利器。的確，腸道菌群和免疫系統之間存在密切聯繫，但大多數市售益生菌產品的功效尚未得到嚴格的臨床驗證。不同人對益生菌的反應差異很大，且目前還沒有確鑿的證據表明，服用益生菌能夠顯著增強健康個體的免疫功能

另一個需要注意的問題是，盲目追求「增強」免疫力可能帶來風險。過度刺激免疫系統反而可能引發自體免疫疾病或炎症反應。特別是一些植物提取物或免疫增強劑如果過度使用，反而會導致不必要的免疫過激反應，從而損害身體健康。免疫系統並不是簡單地越強越好，重要的是平衡和適度。

可以說，今天市場上大多數「增強免疫力」的保健品並沒有科學依據支撐它們的功效。維持免疫系統健康的最佳方法仍然是透過健康的生活方式——包括均衡飲食、充足睡眠、適度運動和減輕壓力。與其寄望於保健品，不如從日常生活中養成良好的健康習慣，這才是讓免疫系統保持最佳狀態的真正途徑。

6-7 | 你吃的保健品可能會傷害你

儘管今天保健品被許多人視為保持健康、延緩衰老、提高免疫力的「健康伴侶」，但需要警惕的是，濫用保健品可能隱藏著巨大的健康風險。實際上，已經有越來越多的證據表明，保健品並不像它們所宣傳的那樣安全無害，有時甚至可能帶來嚴重的健康問題。

在上述章節，我們已經知道，保健品的濫用，尤其是維生素類保健品的過量服用，可能對健康產生嚴重影響。我們經常聽到廣告中宣稱「某種維生素或礦物質對健康至關重要」，但這並不意謂著「吃得越多越好」。過量攝入某些維生素甚至可能造成中毒或引發其他健康問題。

除了維生素之外，草藥類保健品的使用也需要謹慎。很多草藥保健品在傳統醫學中有著悠久的使用歷史，但並不意謂著它們在現代使用時完全安全。草藥的化學成分複雜，可能與身體其他代謝過程產生不良反應。比如，聖約翰草（St. John's Wort）常用於緩解輕度憂鬱，但它會與多種藥物相互作用，降低避孕藥、抗憂鬱藥、以及免疫抑制劑的藥效，可能導致意外懷孕或藥物失效。

另一個常見的草藥補品是銀杏葉提取物，通常被用於改善記憶和促進血液迴圈，但它也可能增加出血風險，特別是在與抗凝藥物（比如阿斯匹靈）一起服用時，可能導致出血性併發症。因此，草藥雖然看起來天然無害，但如果不經過專業指導濫用，很可能對健康造成意想不到的影響。

除此之外，我們還要小心保健品與藥物的相互作用，這也是今天許多人忽略的一個隱形風險。許多保健品中的成分可能干擾處方藥或非處方藥的作用機制，導致嚴重的健康問題。保健品和藥物相互作用的機制複雜，可能透過影響代謝酶的活性、改變藥物在體內的分佈或增強藥物的毒性而引發危機。

舉個例子，抗氧化劑（比如維生素 E、維生素 C）的過量攝入可能影響化療藥物的療效。化療的原理是透過產生自由基來殺死癌細胞，而過量的抗氧化劑可能清除這些自由基，進而削弱化療藥物的作用。因此，癌症患者在化療期間服用過量抗氧化劑不僅無助於健康，反而可能抵消治療效果。

還有許多保健品——比如魚油、銀杏、維生素 E 等——都有稀釋血液的作用，而這一類保健品如果與抗凝藥物同時服用，可能導致嚴重的出血風險。抗凝藥物本身已經抑制了血液的凝固功能，而額外的保健品則可能進一步加強這一作用，導致無法控制的出血。

保健品市場的另一個隱形風險在於，產品品質參差不齊，標準不統一。與藥品相比，保健品的監管標準通常不如藥品嚴格，這就導致一些保健品的實際效果與宣傳不符，甚至可能含有有害成分。

許多保健品的成分標籤和實際成分並不完全一致，甚至有些產品在生產過程中可能受到污染。比如，有些保健品可能含有重金屬、農藥殘留或未標明的藥物成分，這些都可能對健康構成威脅。消費者在購買保健品時，常常依賴於產品標籤的說明，但事實上，很多保健品根本沒有經過嚴格的臨床試驗驗證。

另外，保健品市場常常充斥著誇大的宣傳，特別是透過網路廣告和社交媒體，許多保健品被誇大其詞地宣傳為「包治百病」的神藥。消費者常常被迷惑，盲目購買這些產品，忽略了它們可能帶來的風險。有些保健品甚至未經任何權威認證，卻以「名人推薦」、「專家背書」等形式吸引大眾，實際上並沒有真正的科學依據支持其效果。還有些所謂「特別好用」的保健品，靠的是違規添加某些藥品的成分，對身體的隱患也非常大。

在過去的幾年中，全球範圍內已經出現了多起因保健品濫用導致健康問題的實際案例，此前，登上熱搜的小林製藥紅麴原料引發服用者腎衰竭甚至死亡的事件，就提醒我們，保健品的質控難以與藥品相提並論，濫用保健品可能帶來的安全性問題，是不容忽視的。

6-8 | 保健品代替不了健康飲食

在人口高齡化加劇、國民健康意識提升的今天，保健品行業正在迎來一個前所未有的黃金時代。據艾媒諮詢資料，中國保健品市場規模從 2013 年的 993 億元增長至 2022 年的 2989 億元，年均複合增長率

（CAGR）達到13.03%。預計未來三年，這一增長趨勢仍將維持在6%左右。

究其原因，隨著人們生活水準的提高，以及日益增長的健康問題，許多人越來越重視透過營養保健品來彌補日常飲食中的不足，許多人甚至將它們視為保持健康的捷徑。然而，保健品是否真的能夠代替健康的飲食和生活習慣？答案顯然是否定的。依賴保健品獲取營養，不僅可能達不到預期效果，反而可能忽視了飲食的重要性。

究其原因，保健品通常只能提供單一或幾種營養素，如維生素D、鈣、魚油等。然而，食物中的營養成分遠不止這些。一個蘋果或一份蔬菜不僅富含維生素和礦物質，還含有膳食纖維、植物化學物質和抗氧化劑，它們可以協同作用，提供更全面的健康保護。研究表明，透過天然食物獲得的營養，通常比單純依賴保健品來得更有效。比如，富含維生素C的水果不僅可以補充維生素，還能提供其他重要的營養素，而單獨服用維生素C營養片則缺乏這種多重益處。

此外，許多保健品雖然聲稱含有豐富的營養素，但這些營養素未必能被人體有效吸收。並且這些被提取過的元素，不論如何的複合，其本質上都是非常單一的元素集合，真天然食物中所含的元素完全不同。人體的吸收效率取決於營養素的形式、攝入方式和身體的消化吸收能力。舉個例子，鐵元素存在於許多保健品中，但透過植物來源補充的非血紅素鐵，其吸收率遠低於從動物性食物中獲得的血紅素鐵。因此，儘管你可能每天服用補鐵保健品，但未必能達到你透過均衡飲食攝取鐵的效果。

保健品是智商稅嗎？

事實上，對於健康的成年人，只要保持均衡飲食，通常不需要額外的保健品。因為日常飲食中，包含五大類食物——穀物、蔬菜、水果、蛋白質（肉類、魚類、蛋類和豆類）以及乳製品——足以為身體提供所需的營養。多吃新鮮水果和蔬菜，不僅能夠補充維生素 C，還能提供豐富的膳食纖維，幫助消化系統健康。魚類、瘦肉和豆類是優質蛋白質的來源，同時富含鐵、鋅等重要礦物質。

世界衛生組織（WHO）和許多營養學家都強調，獲得充足營養的最佳途徑是多樣化的膳食結構，而非依賴保健品。因為依賴保健品可能會讓人產生錯誤的安全感，認為只要服用足夠的補品，就不需要關注日常飲食。然而，這種觀念不僅錯誤，甚至可能適得其反。

在現代社會，很多年輕人就是因為每天服用多種保健品，反而忽視了食物的重要性，認為只要吃了「保健品」就不用再注重飲食的均衡。結果就是，他們的膳食結構單一，缺乏足夠的營養多樣性。這種行為可能導致營養不良或者某些微量元素的過度攝入，而其他重要營養素卻沒有得到補充。比如一些以瘦為美的人過度依賴維生素保健品，而忽略了日常的健康飲食，導致營養攝入不均衡。長期飲食結構不合理，可能會引發貧血、免疫力下降等健康問題。還有一些老年人過度依賴鈣片，卻忽視了運動和適量的陽光照射，結果並沒有有效改善骨質健康，反而因為缺乏維生素 D 的自然合成，影響了鈣質的吸收。

其實，一個多樣化、均衡的膳食結構，就能提供身體所需的全部營養，而不需要依賴額外的補品。透過攝入新鮮水果、蔬菜、全穀物和優質蛋白質，我們不僅可以獲取全面的營養，還能幫助身體更好地吸收和利用這些營養素。歸根結底，健康不是靠一瓶補品實現的，而

是透過日常的飲食習慣、運動和生活方式的改變來實現。保健品只能在特定情況下作為輔助手段，而不能代替全面的健康管理。

6-9 靈芝並不是防癌神藥

從植物提取的保健品與抗癌藥有很多，較為人熟悉的例子有從長春花植物萃取的長春新鹼，以及提取自紫杉樹的紫杉醇。這些物質被製成抗癌藥物，並被廣泛應用於癌症治療。香港大學曾對癌症兒童患者進行調查，發現其中42%的香港癌症兒童患者都曾在治療癌症的同時服用草藥或草藥提取物，其中最多人服用的是靈芝的相關產品，約占80%。

根據中醫古籍記載，靈芝有養生作用。早在東漢時期，《神農本草經》已記述靈芝的功效：「養命以應天，無毒，多服不傷人。輕身益氣，不老延年。」因此我們看到一些商家就開始藉著靈芝來推出各式各樣的保健品，並且市面上的靈芝產品大多標榜有防癌、抗癌、抗衰老、調節免疫力等功效，但這類產品的實際效用仍有待有系統的科學化驗證。

我們人體的樹突狀細胞會吞噬及消化外來異體，屬於重要的免疫細胞之一。研究顯示，靈芝的主要活性成分「靈芝多糖」可以刺激樹突狀細胞的活性，提升人體的免疫能力。其實靈芝多糖是由多個葡萄糖分子串連而成，形成如樹枝般向外發散的鏈狀結構，而周邊的橫鏈分支越多，免疫活性就越高。由於靈芝所含的這些橫鏈在人體內不易被分解，因此其作用就不能簡單的和葡萄糖相提並論。為了研究靈芝的抗癌作用，香港大學醫學院的研究人員就將靈芝提取物放置在神經

母細胞瘤、肉瘤和原始神經外胚層腫瘤的細胞叢株中。結果顯示，靈芝菌絲體及孢子水溶提取物並不能直接殺滅癌細胞。由此可見，靈芝的水溶提取物的抗癌功效主要是透過刺激人體的免疫細胞增生，從而實現抑制癌細胞生長。另一方面，靈芝的非水溶性提取物則有直接殺滅癌細胞的作用，但毒性也比較高，此類物質在靈芝孢子中的含量比較豐富。

靈芝雖然有抗癌作用，但對於部分癌症卻可能弊多於利。比如，白血病由免疫細胞異常引起，若患者服用靈芝，體內的癌細胞便會被啟動，導致病情惡化。研究發現，靈芝多糖會在體外誘導白血病細胞增生，對單核細胞白血病的影響尤為明顯。因此，這類患者絕不能服用靈芝。

靈芝對治療癌症的利弊有待臨床研究進一步證實，目前仍未有定案。由於靈芝菌絲體及孢子提取物有不同的免疫刺激模式，應根據其各自的功能進行區分運用。靈芝孢子油的有效成分以三萜類為主，試驗中發現其殺滅癌細胞的能力較靈芝菌絲為高。

三萜類化合物大部分為 30 個碳原子，少部分含 27 個碳原子的萜類化合物。三萜類成分（又叫靈芝酸）在自然界分佈很廣，鯊魚油、甘草、五味子的有效成分中都有三萜類物質。靈芝三萜類成分有五環萜和四環三萜兩類，按分子所含碳原子數可分為 C30、C27、C24 三大類，根據其所含功能團和不同的側鏈，還可分成 7 種基本骨架。可以明確的是，靈芝孢子油這類產品絕不宜每天服用，更不能做為日常保健品服用。

Note

CHAPTER 7

不再需「藥」的秘訣

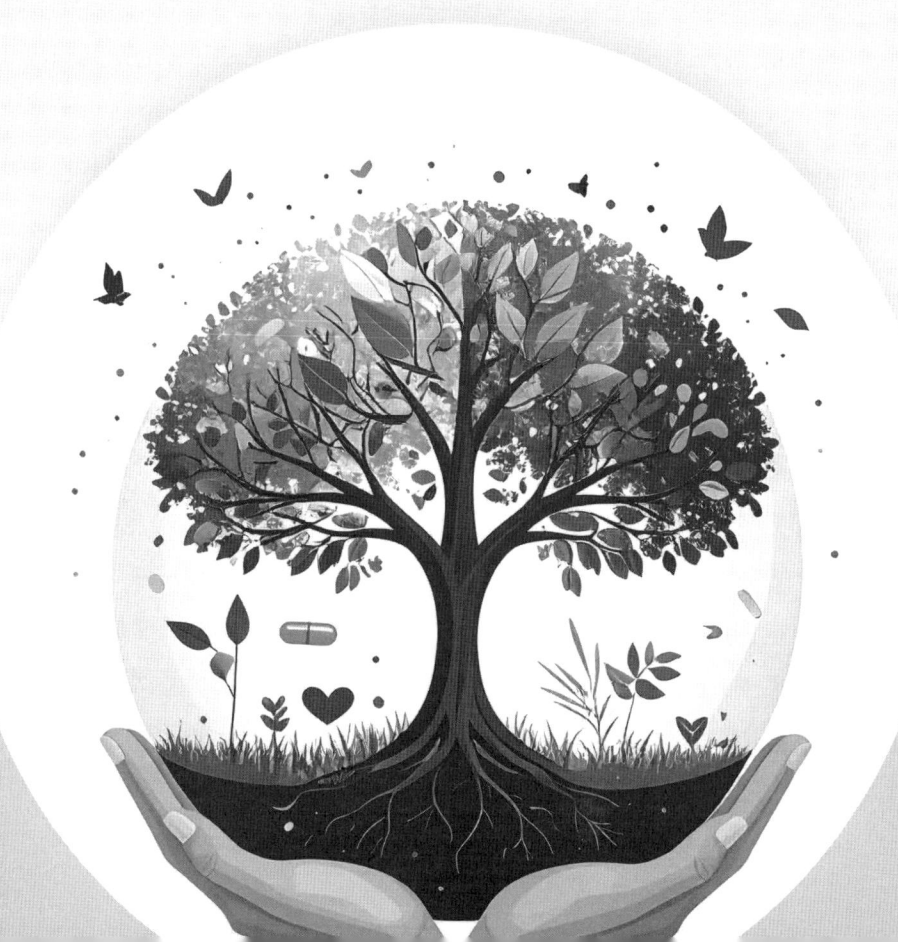

7-1 體檢並不是「非做不可」

在現代社會，體檢幾乎成了一種「例行公事」。許多人每年都會去醫院進行各式各樣的健康檢查，心中堅信「疾病要早發現、早治療」，才能保證健康。問題是，做體檢真的有那麼必要嗎？

首先，我們要明確一點，醫院本來是人感到不適或身體出現異常時才需要去的地方。如果你每天都感覺精力充沛，生活狀態良好，那為什麼要去醫院「找毛病」呢？很多人會有這樣的疑問：「不做體檢，怎麼知道自己有沒有潛在的疾病？」事實上，體檢並不一定能保障你的健康，反而有時可能會給你帶來不必要的焦慮和負擔。

體檢中的「標準值」往往給人一種錯覺——只要指標不在標準範圍內，就可能有健康問題。但大多數人卻並不知道這些標準值是怎麼設定的，事實上，它們並不是絕對的健康指標，更多時候，這些標準值的設定並沒有我們想像的那麼科學、嚴謹。

舉個例子，某些「健康」指標，如血壓、血糖、膽固醇等的標準值，可能並不適用於每一個人。每個人的身體狀況、生活習慣、遺傳因素等都不盡相同，但「標準值」卻往往是一個統一的數字，它並不能反映個體的健康狀況。很多時候，這些標準值的制定甚至受到了商業利益的影響，目的是製造出更多的「病人」。

於是，透過設定過於嚴格的標準值，將越來越多的人歸入「亞健康」甚至「病人」的行列，推動醫療服務的需求。這不僅增加了醫療負擔，也讓人們對自己的健康狀況產生了不必要的擔憂。比如，高血壓、高血脂、高血糖等常見「疾病」，很可能只是人體正常的生理波

動，隨著年齡的增長或生活狀態的改變，這些指標發生變化是正常的。但由於體檢報告的存在，越來越多的人被診斷為「高血壓病人」或「糖尿病前期」，從而開始依賴藥物。

做體檢還有一個不可忽視的影響，就是心理負擔。想像一下，你剛拿到一份體檢報告，看到上面某個指標稍稍超出「正常範圍」，即便醫生告訴你「問題不大」，你是不是也會開始擔心？會不會不斷猜測自己是不是得了什麼病，直到做了更詳細的檢查才安心？

這種心理壓力反而可能導致健康狀況的惡化，因為持續的焦慮和恐懼會影響身體的免疫系統，讓你更容易生病。那些本來身體沒問題的人，做了體檢後卻開始焦慮不安，反倒可能真的生病了。

體檢的另一個問題是，可能引發不必要的醫療干預。比如，你在體檢中發現了一個微小的息肉，醫生建議你做進一步檢查。這時，你會陷入一種等待與擔憂的狀態，生怕自己得了大病。然而，很多這樣的息肉其實並不會對健康產生任何影響，過度的檢查和治療反而給你增加了心理和身體負擔。

有研究表明，許多被診斷為「輕微問題」的人，經過長期隨訪後發現，很多情況下這些問題根本不會影響生活品質或導致疾病。反而是這些「被診斷」的過程，讓他們的生活品質下降。

當然，任何事情都不能一刀切，並不是說完全不做體檢就是最好的選擇。對於一些有家族病史或者特定高風險人群，定期檢查還是有意義的。但對於大部分健康人群，過度依賴體檢反而可能增加不必要的心理負擔和經濟壓力。

最重要的是，保持良好的生活方式，關注自己的身體狀態。健康不應該是透過一張報告來定義的，而是你每天的生活品質、情緒狀態和身體的實際感受。如果你感覺一切良好，那你就是健康的。

7-2 為什麼「病由心生」？

俗話說「病由心生」，這句話背後，其實就揭示了身體健康和心理狀態之間的緊密聯繫。許多人可能認為疾病的根源僅僅是生理問題，但事實上，心理因素往往在疾病的發生、發展和治癒過程中扮演著至關重要的角色。尤其是長時間的壓力、焦慮、負面情緒等，可能會引發一系列健康問題，甚至加重已有的病情。

壓力如何導致疾病？

壓力和情緒與身體健康密不可分。當我們處於壓力狀態時，身體會自動啟動「戰鬥或逃跑」的反應（fight or flight response）。這是由交感神經系統啟動的機制，在面臨危險時，它幫助我們提高反應速度，增加心跳，加快呼吸，準備應對威脅。然而，如果這種機制長期處於啟動狀態，會對我們的健康產生不利影響。

壓力下，交感神經系統的過度活躍導致體內產生大量的應激激素，比如腎上腺素和皮質醇。這些激素短期內有助於提高身體的應對能力，但長期來看，它們會損害身體的免疫功能。當交感神經長期處於過度刺激的狀態時，體內的自由基水準也會升高。自由基是一類具

有高度反應性的分子，通常被用於對抗病原體，但當其數量過多時，會對細胞造成氧化損傷，破壞健康組織。

此外，交感神經的過度反應還會使中性粒細胞的大量釋放。這些免疫細胞是身體免疫系統的一部分，主要負責對抗感染。然而，當它們的水準過高時，它們可能不再僅僅攻擊外來的病原體，而是會破壞正常的組織和細胞。

這種情況下，身體內部的免疫平衡被打破，自律神經系統也隨之紊亂，進而引發各種健康問題。以高血壓為例，當我們處於壓力狀態時，心跳加快、血壓升高是正常的生理反應。然而，如果長期處於這種狀態，心臟和血管將承受巨大的壓力，容易導致高血壓的發生。高血壓是心血管疾病的高風險因素，如果不加以控制，可能導致中風、心臟病發作等嚴重後果。

此外，壓力引發的腎上腺素分泌過多會導致心率加快，心臟負擔加重。壓力大的人群，尤其是長期承受巨大精神壓力的人，患心臟病的概率比普通人群高出很多。

長期壓力也會對消化系統產生負面影響。壓力增加了胃酸的分泌，破壞了胃壁的防護機制，使胃更容易受到酸性環境的侵蝕，從而引發胃潰瘍。這就是為什麼在長期處於焦慮或壓力狀態下，有些人會感到胃部不適甚至胃痛的原因。

壓力下，身體還會釋放大量的皮質醇，這種激素會影響血糖的調節機制。皮質醇水準的升高會導致胰島素抵抗的增加，這也就是為什麼壓力大的人群往往更容易發展成 2 型糖尿病的原因。

壓力的負面影響不僅僅體現在身體上，還會反映在我們的精神狀態中。壓力、焦慮和憂慮會讓人陷入負面的情緒迴圈，影響我們的判斷能力，進一步加重對疾病的恐懼。長此以往，這種心理負擔會讓病情變得更加嚴重。

　　免疫系統是我們抵禦外界病毒、細菌以及其他疾病的重要防線。然而，免疫系統的效能會受到心理狀態的直接影響。研究表明，當我們處於持續的壓力狀態時，免疫系統的功能會下降，身體對抗疾病的能力減弱。

　　實驗表明，心理壓力會導致 T 細胞功能下降，這些細胞是免疫系統中的「戰士」，專門負責識別和攻擊入侵的病原體。隨著壓力增大，T 細胞的數量和活性降低，導致人體更容易感染疾病。這也是為什麼壓力與感冒、流感等疾病的發病率密切相關的原因之一。科學家發現，那些長期處於高壓力狀態的人群，感冒、流感等傳染病的發病率比壓力較小的人群更高。這說明心理壓力透過削弱免疫系統的功能，增加了我們感染病毒的風險。

不要小瞧潛意識

　　心理學上，潛意識是決定我們行為和情感反應的重要因素。很多人可能不曾意識到，潛意識在我們的日常生活中起著舉足輕重的作用。不管是做出一個決定，還是應對一個複雜的情感，潛意識都是背後推動的力量。而當它以一種特定的方式運作時，甚至能直接影響到我們的身體健康。

潛意識最為人熟知的一個現象就是催眠。透過催眠，催眠師可以使用言語暗示來讓受試者相信一些違背現實的事情。

比如，一些催眠師透過語言引導，可以讓人相信一個酸檸檬是甜的。這個實驗雖然看似簡單，卻揭示了潛意識的強大力量：它能夠影響一個人對外界的感知，甚至改變他們對味覺、疼痛等生理體驗的感受。這也說明，身體並不總是根據客觀事實做出反應，而是常常受潛意識的支配。

同樣的道理，當我們在潛意識中埋下某種負面的情感暗示時，身體也會回應這些信號。如果一個人反復告訴自己「我生病了」、「我無法康復」，這樣的負面語言暗示會透過潛意識慢慢滲透，影響身體的實際狀態。換句話說，潛意識可以透過強化負面信念，影響免疫系統、神經系統，甚至加劇某些健康問題。

壓力也是潛意識如何影響我們健康的一個典型例子。許多人在面對重大壓力時，雖然表面上試圖平靜，但潛意識中的焦慮和擔憂卻在不斷積累。這種累積會透過交感神經系統來表達，導致身體產生一系列應激反應，比如心跳加快、血壓升高、免疫系統功能下降等。長此以往，慢性壓力對身體的影響可能會演變為高血壓、心臟病、糖尿病等疾病。

事實上，潛意識中的負面暗示往往是健康問題的隱形殺手。如果一個人經常對自己的身體發出負面的言語暗示，比如「我身體虛弱」、「我總是生病」，這些負面信號會透過潛意識慢慢滲透到大腦，並引發一系列生理上的連鎖反應。

心理學家曾發現，長期處於消極情緒中的人群，免疫功能往往比情緒積極的人要弱得多。這些負面情緒透過潛意識作用於身體，讓人感到乏力、易病，甚至有時會引發更嚴重的疾病。情感與身體健康的這種雙向作用，是潛意識影響健康的一個顯著例子。

那麼，我們該如何改變潛意識對健康的負面影響呢？答案其實很簡單，就是透過積極的心理暗示來重塑潛意識。心靈的健康可以透過培養正面的信念和情感得到改善。比如，反復給自己傳遞「我很健康」、「我的身體正在恢復」等積極的資訊，可以逐漸在潛意識中形成一種正面的暗示。這種正面的潛意識信號同樣會回饋給身體，提升免疫力，減少壓力荷爾蒙的釋放，進而改善整體健康。研究表明，冥想、正念（mindfulness）、深呼吸練習等方式都有助於將負面的潛意識信號轉變為積極的正面暗示。這些方法可以有效地減少焦慮和緊張，改善大腦的神經網路，重新連接那些有利於身心健康的思維模式。

今天，在臨床醫學上的許多案例也表明，負面的自我暗示可能會直接加重病情。比如，一些患有慢性病的患者，因為對疾病的恐懼和焦慮，潛意識中不斷強化「我無法痊癒」的信念。這些負面的想法不僅影響他們的心理狀態，還進一步削弱了他們的身體免疫功能，使病情惡化。相反，那些能夠保持樂觀心態並相信自己能夠康復的患者，通常會有更好的康復結果。這也就是為什麼心理治療在治療慢性病和重大疾病中的作用越來越受到重視的原因之一。透過改變一個人的思維方式，可以幫助他們打破負面的潛意識迴圈，增強身體的自癒能力。

可以說，潛意識是我們健康的一個重要調節器。無論是透過催眠、情緒管理還是自我暗示，潛意識都可以深刻影響我們的身體反應

和健康狀況。負面的潛意識信號會讓我們的身體進入一種慢性應激狀態，導致免疫系統受損、內分泌紊亂，並加劇各種健康問題。而透過積極的自我暗示、放鬆訓練和情感管理，我們可以改變潛意識對身體的負面影響，幫助身體回歸健康的狀態。

不要小瞧潛意識，它在我們不經意之間塑造了我們的健康命運。學會調整心態，關注心靈健康，正如心理學家常說的那樣，「你所相信的，終將成為現實」。

負面情緒的惡性循環

很多人會發現，當他們陷入負面情緒時，身體的健康狀況也開始出現問題。這是因為當一個人長期處於負面情緒狀態，身體內的應激反應系統會持續啟動。以焦慮為例，焦慮會觸發身體的「戰鬥或逃跑」反應，導致交感神經系統的過度活躍。這種過度活躍會促使腎上腺素和皮質醇等應激激素分泌增加，短時間內這些激素對身體的影響可能不明顯，但如果長期處於這種高壓狀態，身體就會開始出現健康問題。焦慮的人通常表現為心跳加速、肌肉緊張、出汗和胃腸道問題；焦慮還與高血壓、心臟病和睡眠障礙等疾病密切相關。比如，當我們焦慮時，大腦中的某些區域會過度活躍，導致神經系統無法正常調節心率、血壓和消化功能，結果是胃痛、胃酸過多、頭痛等症狀頻發。

而憤怒時，身體的交感神經也會被啟動，導致血壓升高、心跳加速。2024 年，一篇發表在著名期刊美國心臟協會雜誌（JAHA）上的研究就實實在在地證明了，生氣憤怒是怎樣在日積月累中，一點一點損傷心血管的。

具體來看，研究人員招募了 280 名健康成年人，平均年齡為 26 歲，所有人都不抽菸、不服藥，也沒有情緒障礙。研究人員把這些人隨機分成了四組：生氣組、焦慮組、悲傷組以及作為對照組的中性情緒組。

然後，研究人員就想方設法地激發了他們的不同情緒，包括回憶憤怒的記憶、焦慮的記憶、閱讀悲傷的句子、讀數字 0-100 誘導情緒中性狀態，分析了負面情緒對血管內皮細胞健康的影響。這個過程總共持續了 8 分鐘。在完成這些情緒任務後，研究人員又分別在 3 分鐘、40 分鐘、70 分鐘和 100 分鐘這四個時間節點，對血管內皮細胞進行了分析。

要知道，人體內的血管錯綜複雜，遍佈全身，構成了循環系統，孜孜不倦地運送著血液。保持這些血管暢通的關鍵角色，就是血管內皮細胞。最初，科學家們認為血管內皮細胞只是簡單地覆蓋在血管內壁的一層薄薄細胞膜，起到隔離血液和血管的作用，讓血液順暢流動。可是，隨著研究的深入，研究人員發現，血管內皮細胞其實有很多重要的功能，特別是在內分泌方面。它們會不斷監測血液中的各種變化，適時分泌一些活性物質，調節血管的擴張和收縮，從而控制血壓。

其中血管的舒張功能極為重要，它可以讓更多的血液快速抵達所需的組織。而這些內皮細胞一旦功能失調，很容易引發血管出現一系列問題，如血液稠度增加、血栓形成、動脈堵塞和硬化等情況。

在研究人員對血管進行分析後，結果卻發現，在情緒任務後 40 分鐘內，回憶憤怒的記憶事件任務會導致血管擴張受損。而早期的研究

表明，血管擴張受損可能會增加患動脈粥樣硬化的風險，進而增加患心臟病和中風的風險。換句話說，僅僅生氣 8 分鐘，就會在後續 40 分鐘內，持續損傷血管。再想想在我們的生活中，如果真的生氣，肯定不止八分鐘，特別是有些人愛生悶氣，一氣就是一天，這樣長此以往，經年累月之下，可能就會產生長期的後果，造成心血管機能出現不可逆轉的損害。

更糟糕的是，負面情緒往往會形成一個惡性循環。以焦慮為例，一個人可能因為某個健康問題感到焦慮，但這種焦慮反過來加重了病情，導致更多的身體不適，進而引發更多的焦慮。久而久之，這種情緒與健康問題的相互作用會讓人陷入一個無法擺脫的困境。比如，一個因工作壓力大而感到焦慮的人，可能開始出現胃部不適。隨著胃痛加劇，他的焦慮程度也會增加，甚至開始擔心是否患上了更嚴重的疾病。於是，這種焦慮會影響到他的食慾、睡眠，導致身體進一步虛弱，胃部問題也會因長期處於應激狀態而惡化。這就是負面情緒與生理健康相互作用的典型惡性循環。

如何擺脫「病由心生」？

既然我們知道心理狀態對身體健康有如此大的影響，關鍵的問題就是如何打破這種負面迴圈，擺脫心理帶來的健康困擾呢？做到這幾點，就會很大程度上來緩解這一心理負擔。

首先，接納情緒，不做過度判斷。在面對焦慮、憤怒、悲傷等負面情緒時，我們的第一反應往往是抗拒。我們認為這些情緒是消極的，需要馬上擺脫。這種抗拒反而會加重情緒的影響，形成惡性循

環。實際上，情緒本身並不可怕，真正讓我們感到痛苦的是我們對這些情緒的抗拒和過度判斷。

情緒就像天氣，有時晴朗，有時陰雨，這是自然的迴圈。我們要做的不是阻止風雨，而是學會接納它們。接納情緒並不意謂著讓它們主導我們的生活，而是允許這些情緒存在，而不急於給它們貼上好壞的標籤。心理學中的「正念療法」提倡人們關注當下，接納每一刻的情緒體驗，減輕負面情緒對心理和生理的影響。

比如，當你感到焦慮時，不要馬上斷定「這是不好的，我必須擺脫它」，而是告訴自己：「我感到焦慮，這是可以的，我允許自己有這個情緒。」這種接納的態度可以大幅減少情緒帶來的負擔，幫助我們從心理壓力中解脫出來。

其次，改變言語暗示，多說正向的話。我們每天的言語和自我暗示，實際上會潛移默化地影響心理和身體狀態。語言的力量不僅僅體現在與他人的交流中，也體現在我們對自己的自我對話上。負面的自我暗示，比如「我做不到」、「我很糟糕」，會讓我們深陷在消極的情緒中，使問題看起來比實際情況更嚴重。

正向的自我暗示可以幫助我們改變內在的情緒和思維模式。比如，簡單的表達感恩或自我肯定：「謝謝」、「我接受現在的情況」、「我可以應對」──這些正向的言語暗示，會透過潛意識對我們的身體和心理產生積極影響。

反覆告訴自己「我可以應對這些挑戰」或「我接受這一刻」可以幫助我們緩解焦慮和不安，讓心情逐漸平穩。正念療法等方法也鼓勵透過正向自我對話來調節情緒，讓心理變得更加積極。

第三,培養積極的生活習慣。健康的生活習慣是維持良好心理狀態的基礎。科學研究表明,規律的作息、健康的飲食、適度的運動可以顯著減少心理壓力,改善情緒。生物節律的規律性直接影響我們的心理健康。作息紊亂往往會帶來心理負擔,導致情緒不穩,甚至加劇焦慮和憂鬱症狀。

健康飲食中的關鍵營養素,例如維生素 B、鎂、omega-3 脂肪酸等,能夠調節大腦功能,幫助改善情緒穩定性。適度的運動也可以促進大腦分泌內啡肽(腦內啡,Endorphins),減輕壓力,改善心情。規律的運動不僅能增強體質,還能顯著改善焦慮和憂鬱。

此外,規律的社交活動、保持良好的人際關係也有助於緩解心理壓力。我們不是孤立的個體,情感支持對心理健康至關重要。在遇到問題時,與親人、朋友分享,可以讓我們感受到支援與溫暖,有助於緩解情緒壓力。

最後,尋求專業幫助。有時候,自己調整情緒和生活習慣可能並不足以打破長期的負面迴圈。心理諮商師或精神科醫生的專業幫助可以為我們提供系統的治療方法,幫助我們有效處理心理壓力和情緒問題。心理治療中的認知行為療法(CBT)和正念療法(Mindfulness Therapy)等方法,已經被廣泛證明能有效幫助人們擺脫負面情緒的困擾。

認知行為療法透過調整我們的思維模式,幫助我們認識到自己對情緒的過度反應,改變錯誤的認知方式。正念療法則透過引導我們關注當下,減少對過去和未來的焦慮。結合這些專業的心理治療方法,

可以幫助我們更好地處理內心的困擾，避免負面情緒對健康的長期影響。

正如一句話所說：「改變自己，改變世界。」當我們學會改變自己的心態，身體的健康也會隨之而來。

7-3 依賴藥物的人是怎麼想的？

藥物早已成為現代生活中不可或缺的一部分，無論是為了緩解疾病症狀，還是為了預防潛在的健康問題。今天，隨著藥物使用的日益普遍，藥物也逐漸演變成了許多人心靈的「安定劑」。雖然我們常常聽到諸如「不要亂吃藥，藥物有風險」的建議，但更多人其實並不是真正意識到藥物的危險性，而是因為對健康的恐懼和不安，形成了對藥物的過度依賴。

藥物真的可以提供安心嗎？許多人在聽到「高血壓」「高膽固醇」等健康問題時，心裡會立刻感到不安。儘管這些問題通常不會馬上導致痛苦或明顯的症狀，但在長期宣傳「高血壓會導致心臟病」「膽固醇升高會引發中風」等資訊的影響下，人們逐漸形成了對這些問題的恐懼。於是，藥物成了人們追求安心的途徑。

比如，很多人雖然並沒有任何明顯的身體不適，但依然每天定時服用降血壓藥、降膽固醇藥。因為他們相信，只要吃藥，這些潛在的健康風險就能得到控制，他們的身體就會保持健康。實際上，這些藥物從某種意義上成了「精神安定劑」──它們並非只是在控制身體的症狀，而是在安撫人們內心的恐懼與焦慮。

不再需「藥」的秘訣 **7**
CHAPTER

　　然而，一旦開始依賴藥物來獲得這種心理上的安全感，問題就隨之而來。人們會逐漸發現，自己的生活被藥物所控制，變成了不吃藥就不安心，甚至在沒有明顯健康問題時也會擔心自己可能會出問題。

　　舉個極端例子，一些人每天服用多種藥物，藥櫃中堆滿了降血壓藥、降膽固醇藥、抗焦慮藥和其他各類藥品，雖然他們的身體狀況並不糟糕，但他們依舊對這些藥物依賴成性。吃藥成為了一種常規動作，甚至有人不再質疑這些藥物的必要性。吃藥，成了為了「心理安慰」，而非真正的治療需求。

　　這種過度依賴不僅讓人陷入了藥物的控制中，也可能導致更多的健康問題。長期服藥可能會產生藥物的副作用，甚至導致藥物耐受性，迫使人們需要增加劑量以維持效果。最後，藥物本該是控制病症的工具，反而變成了生活中不可缺少的「安慰品」。

　　我們必須認識到，藥物只是工具，而不是健康的必需品。雖然藥物在治療某些疾病時必不可少，但濫用藥物、過度依賴藥物是有害的。每種藥物都有其適用的條件、劑量和使用時限。過度使用或不當使用，可能會對健康造成不可預見的影響。

　　要擺脫對藥物的依賴，首先要做的是重新認識藥物的作用。藥物並不是萬能的靈丹妙藥，它們只能在特定情況下發揮作用。比如，降血壓藥可以控制血壓，但並不能徹底消除引發高血壓的原因。如果我們過度依賴藥物，而忽視了對健康生活方式的培養，那麼無論吃再多的藥，健康問題也無法真正得到解決。

　　在醫患關係中，醫生的作用非常關鍵。雖然患者需要依靠醫生的專業知識來指導藥物的使用，但這並不意謂著患者就要完全依賴醫生

或藥物，醫生應當幫助患者瞭解藥物的作用，給出正確的建議，而不是輕易地開出一長串藥物清單，讓患者陷入「藥物依賴」之中。

同時，患者也應該對自己的身體狀況有所瞭解，不要盲目跟風吃藥或過分依賴藥物。學習如何聰明地使用藥物，定期諮詢醫生，並保持健康的生活習慣，才是最有效的健康管理方式。

如今，隨著醫療技術的不斷進步，患者獲取健康資訊和醫療建議的方式也越來越便捷。線上問診、遠端醫療的普及，讓患者可以隨時隨地諮詢醫生，瞭解自己的健康狀況，而不是盲目地根據自我診斷或網路資訊來決定是否需要藥物。這為減少過度用藥、合理使用藥物提供了更多可能性。

7-4 改善慢性炎症很重要

炎症就是一種身體對外來刺激的防禦反應。免疫系統就像是身體裡的軍隊，當外來物，比如病毒、細菌、寄生蟲等入侵人體時，受到侵害的細胞會釋放一些信號分子，這些分子就像是求救信號，召喚免疫系統前來支援，抵抗敵人的進攻。這個時候，身體所經歷的，其實就是炎症。

特別是當細菌和病毒等病原體侵入人體或者身體受到損傷時，會引發身體的「急性炎症」。感冒嚴重時發燒、運動後肌肉酸痛、蚊蟲叮咬後覺得癢以及其他刺激產生的腫脹等，都是急性炎症的表現。

顧名思義，急性炎症的特點就是發病急、時間短，就像一場雷陣雨，來得快，去得也快，病菌與身體裡的免疫系統交戰後就會迅速地消散。因為有免疫系統的保護，身體會很快地修復而安然無恙。

在這個過程中，我們的身體雖然會出現明顯損傷，但這一過程卻是維持生命不可或缺的。如果沒有炎症刺激，我們身體的免疫系統長期處於「休眠」狀態，反而會導致易遭受細菌、真菌和病毒等的侵害。

急性炎症就像一場突如其來的大火，如果免疫系統反應及時，大火很快就會被撲滅。但是，免疫系統也不是萬無一失的。有時候雖然病原體會被擊退，但還是有一些漏網之魚依附在我們的身體裡，慢慢侵蝕我們的身體，而我們很少察覺。這個時候，慢性炎症就會偷偷地附著在身體中。和急性炎症不同，慢性炎症會漫長地蟄伏在我們的身體裡，並對健康產生廣泛的負面影響。

大病沒有，小病不斷，是今天許多人的身體狀況。大病沒有，就是說，去醫院做了各種體檢，從指標上來說確實沒什麼問題，沒有嚴重疾病，小病不斷，則是指身體各種小毛病組隊出現，三天兩頭口腔潰瘍，隔三差五牙齦腫痛，動不動就過敏、胃痛、腰痛、背痛，反正就是哪都感覺不對勁。特別是身體狀態不佳的時候，我們往往感覺情緒狀態也不是很好，更容易焦慮，然後就是失眠，一失眠，第二天就更難受，總是這樣迴圈著。

現代人的健康，是普遍的、廣泛的亞健康，誰也不能保證自己是完全健康的，而這些小病背後，其實有一個統一的原因，那就是慢性炎症。

比如，在辦公室工作的人，通常會有這樣的感受——坐太久，肩膀會感到疼痛，這其實就是關節發炎。持續的關節疼痛和腫脹是慢性炎症的典型症狀之一。你可能會感到關節腫脹、僵硬，這可能是免疫系統攻擊關節組織所致。有研究發現，長期低水準炎症，可能損害關節組織，導致疼痛和僵硬，甚至可能演變成類風濕性關節炎等關節疾病。

慢性炎症還可能導致持續的疲勞，即使休息後也難以充分恢復體力。還有研究發現，體內的炎症物質可能會干擾能量代謝和睡眠模式，導致體力不支、失眠或低品質睡眠。慢性炎症有時則會引起皮膚問題，如濕疹、皮疹或皰疹。這些皮膚基本可能與身體內部的炎症反應相關。

如果放任慢性炎症留在我們的身體裡，它不僅會持續地給我們帶來糟糕的身體感受，還會不斷攻擊、毀壞器官，各種疾病也就會隨之而來。一系列的醫學研究已經證實，慢性炎症與動脈硬化、癌症、阿茲海默症等都密切相關。

《自然 - 醫學》（Nature Medicine）發表的一項研究指出，與慢性炎症有關的疾病，已成為導致死亡的主要原因，超過 50% 的死亡可歸因於此；而且有足夠的證據表明，人一生中時刻伴隨著慢性炎症的存在，增加死亡風險。

CRP：身體的發炎指標

既然慢性炎症對身體有害，那麼，有沒有一種方法能讓我們知道自己的身體有沒有慢性炎症呢？事實是，目前尚未出現可作為判斷

標準的檢查方式。不過，還是有個可以當作線索的數值，能用來判斷人體內的炎症程度，那就是從「C反應蛋白質（C reactive protein，CRP）」判別。

C反應蛋白質是由肝臟產生的一種蛋白質，它透過血液運輸到全身，因此在血液檢查中可以檢測到它的水準。CRP水準的升高是身體對炎症反應的一部分，這種反應有助於我們對抗感染和修復受損組織。CRP測試有兩種主要類型：標準CRP測試和高敏感CRP（hs-CRP）測試。標準CRP測試用於檢測一般炎症，而hs-CRP測試更為敏感，能夠檢測到較低水準的CRP。

▶ 表7-1 CRP評估標準

CRP水準 (mg/L)	分類	說明
<1.0	標準範圍	CRP水準較低，通常表示沒有明顯的炎症或心血管疾病風險較低。
1.0–3.0	需要注意	可能有中度炎症，需注意健康狀態和潛在的心血管疾病風險。
>3.0	異常	表示存在顯著炎症或高風險的心血管疾病，需要進一步檢查和診斷。
10–100	異常	通常表示嚴重的全身性炎症，如類風濕性關節炎、紅斑性狼瘡、急性支氣管炎、胰臟炎等。
>100	異常	表示極嚴重的全身性炎症，可能由急性細菌感染、病毒感染、系統性血管炎或重大創傷引起。

在健康人群中，CRP的水準通常很低，但當身體受到感染、受傷或其他炎症刺激時，免疫系統會迅速反應，釋放各種炎症介質。這些介質刺激肝臟釋放更多的CRP。CRP水準的上升是一個快速的過程，

通常在炎症開始後的幾小時內就可以檢測到。因此，在一般的臨床醫學上，CRP 被視為急性炎症的判斷標準。因為當身體的某處有急性炎症時，CRP 數值就會瞬間飆高。比如，即使平時 CRP 趨近於 0 的人，光是輕微的感冒，數值也有可能會飆升至異常範圍。

對於慢性炎症來說，CRP 值通常不會突然飆高至異常程度（3.0 mg/L 以上），而是在「標準範圍」的高標值時就需注意。以 1.0 mg/L 為例，雖然仍在標準範圍內，但相較之下，0.01 mg/L 這種趨於 0 的數值就會比較令人安心。

CRP 的作用就像是身體的報警器，作為炎症的標誌物，CRP 指標可以提示我們身體是否存在慢性炎症或急性炎症。不過，由於感冒、受傷或牙周病等疾病，都會導致 CRP 數值攀升，所以光是從 CRP 指數判定體內的炎症程度仍欠周全。但總體來說，CRP 指數依然是一個可以參考的指標，是一個在體檢時值得留意的數值。

7-5 慢性炎症背後，高糖飲食作祟

作為一種長期的、低度的免疫反應，慢性炎症不會像急性炎症那樣引起明顯的症狀，比如發熱或腫痛，但它卻可以引發一系列的健康問題，包括糖尿病、心臟病、肥胖、甚至癌症等。

慢性炎症之所以可怕，是因為它不會自我消退，反而會持續「低燒」狀態，破壞身體的正常代謝功能，而高糖飲食正是引發這種慢性炎症的主要原因之一。

糖，尤其是精製糖和添加糖，在日常生活中非常普遍，甜飲料、甜點、加工食品裡都有大量的糖分。雖然糖給我們提供能量，但攝入過多的糖卻會對身體帶來很多負擔。

高糖飲食最直接的一個結果就是血糖升高，胰島素抵抗。當我們吃下含糖的食物，消化系統會把糖分分解成葡萄糖進入血液，血糖水準上升。胰腺會分泌胰島素，幫助細胞吸收這些葡萄糖，用作能量。但如果我們長期攝入大量糖分，尤其是經常喝含糖飲料或吃甜食，血糖就會頻繁升高，胰島素分泌也隨之增多。

時間久了，身體的細胞對胰島素的反應會變得遲鈍，胰島素抵抗逐漸形成。這種胰島素抵抗讓細胞無法有效吸收血糖，血糖在血液中積聚，導致高血糖。高血糖不僅會損害血管和器官，還會引發慢性炎症。

此外，大量糖分在體內會引發炎症反應。研究發現，攝入過多的糖會促使身體產生更多的促炎細胞因數，如白血球介素-6（IL-6）和腫瘤壞死因數（TNF-α）。這些促炎因數會引發慢性炎症，讓身體的免疫系統處於一種持續啟動狀態，哪怕沒有實際的感染或傷害。

尤其是果糖，這種存在於甜飲料、果糖糖漿中的糖分，特別容易引發炎症。果糖在肝臟中代謝，會導致脂肪堆積，引發非酒精性脂肪肝，這也是慢性炎症的溫床。隨著肝臟脂肪的積累，炎症反應加劇，肝臟受損越來越嚴重。

高糖飲食還會破壞腸道中的有益菌群平衡。我們的腸道內生活著數以億計的細菌，其中有些是有益菌，有些則是有害菌。正常情況下，有益菌和有害菌保持平衡，共同維持腸道健康。然而，當我們攝

入過多的糖分時，腸道內的有害菌群會快速繁殖，壓制有益菌的生存，導致腸道菌群失調。

腸道菌群失調會引發腸道炎症，並可能透過腸道屏障影響全身的免疫系統，導致全身性的慢性炎症。這種腸道炎症不僅影響消化功能，還會進一步增加代謝疾病的風險。

糖的危害不止慢性炎症？

高糖飲食除了帶來慢性炎症外，還會加劇人體的糖化反應。簡單來說，糖化就是我們身體內的糖和蛋白質結合的過程。如果身體攝入了很多糖，身體裡的糖分就會和蛋白質分子「黏」在一起。剛開始的時候，被糖化的蛋白質還能恢復原狀，但如果身體長期攝入過多的糖，這些蛋白質就會不斷被糖分包圍，慢慢地就再也無法恢復原狀了。

身體裡的糖化反應就如同烘焙時，白花花的麵團逐漸變成香噴噴的棕褐色麵包，或者煎牛排時本來鮮紅色的肉在高溫作用下變成褐色的牛排，並且散發出略帶焦香的獨特氣味。無論是顏色還是氣味，其實都是糖化反應的結果。

持續的糖化反應會產生一種叫做糖化終產物（AGEs）的物質。這些 AGEs 是一些「劣質蛋白質」，會在體內不斷積累，帶來一系列的健康問題。如果糖化反應在體內反覆出現，就會導致糖化終產物的不斷累積。當這些劣質蛋白質在體內堆積起來時，我們的肌膚和身體就會開始老化。

可以說，糖化是造成衰老的元兇，為什麼想要抗衰老，首先就要抗糖的原因。我們的細胞每天都會進行新陳代謝，受損的、壽命到了

的細胞與廢物都會被分解、排出，也有新的細胞誕生。從抗衰老的角度來看，我們只要小心新生細胞別被糖化即可。而有些人看起來比實際年輕，有些人看起來比實際成熟，也許就是因為體內糖化發展的程度不同。

糖化會發生在人體內的各處，肌膚、頭髮、指甲、臟器、血管、骨骼，只要由蛋白質構成的部分，都會有可能糖化。體內各部位的新陳代謝速度各異，腸胃很快，是 3～7 天，眼睛的水晶體則是一輩子都不會新陳代謝，皮膚的自我更新週期大約是 28 天。

糖化除了會讓皮膚失去彈性，變得乾燥和暗沉，同時也會影響到身體其他部位的健康，加速整體的老化過程。糖化不僅僅讓人體看起來更老，還會影響到我們的血管、關節和其他器官的功能，增加患上各種慢性疾病的風險。

具體來看，AGEs 會導致血管中的膠原蛋白和彈性蛋白硬化，降低血管的彈性，增加血管的脆性。硬化的血管無法有效擴張和收縮，導致高血壓和其他心血管疾病的風險增加。此外，AGEs 還會促進動脈粥樣硬化的形成，增加心臟病和中風的風險。

關節中的膠原蛋白也會受到糖化反應的影響。AGEs 的積累會導致關節中的膠原蛋白硬化，影響關節的靈活性和運動範圍。長期高血糖會加速關節退化，增加關節炎和骨關節炎的風險。

另外，AGEs 在腎臟中的積累會影響腎功能，加速腎病的進展。而在眼睛中，AGEs 會影響視網膜，增加白內障和糖尿病性視網膜病變的風險。

比毒品還讓人上癮

糖不僅會透過與我們身體的蛋白質結合，發生糖化反應外，糖還有另外一個特性，那就是具有成癮性。因此，在健康領域，甚至有種說法是——糖比毒品還讓人上癮。

2007年，法國波爾多大學的研究用老鼠做了一個獎勵實驗：在大鼠面前放置兩根拉杆供它們自由選擇：選擇拉杆C會得到古柯鹼（一種引起上癮的毒品）的「獎勵」；選擇S則會得到含有糖精的水，糖精沒有熱量，只有甜味。很多人通常都會認為，老鼠會選擇能引起強烈上癮的古柯鹼。但是這個結果令人非常意外：從實驗開始後的第二天，老鼠就更願意選擇S（糖精）的拉杆；15天後，有94%的老鼠都更願意選擇能得到糖精的拉杆。

為瞭解這究竟是糖精中的化學物質有吸引作用，還是僅僅是甜味帶來的作用，科學家用蔗糖又做了一次研究，結果發現，老鼠對糖精和蔗糖有同樣的偏愛。因此研究人員得出結論，糖給人帶來的甜味是可以成癮的。科學家還發現：糖對大腦造成的反應與毒品幾乎一樣，而且糖的成癮性比古柯鹼還要高很多倍。

究其原因，多巴胺能讓人感覺快樂。當我們吃糖的時候，大腦會釋放大量多巴胺，讓我們感到非常開心。但是，如果我們一直吃糖，大腦就會減少自然分泌的多巴胺量，而腦細胞對多巴胺的需求卻增加了。這意謂著，想要得到同樣的快樂感，我們就需要吃更多的糖。這就是所謂的負調節效應：吃糖越多，才能得到原來那麼多的快樂感。

如果一種物質能讓大腦的獎勵區感到快樂，但不會產生負調節效應，那它就不會讓人上癮；但如果它既能帶來快樂，又會產生負調節效應，那它就很容易讓人上癮。

法國科學家塞爾日·艾哈邁德（Serge Ahmed）曾經做過一個有趣的實驗。他首先讓小鼠持續吃一個月的古柯鹼藥丸，使它們上癮；然後，他給小鼠增加了糖丸，讓它們在糖丸和古柯鹼藥丸之間選擇。結果儘管小鼠最初有些猶豫，但它們在兩天內就轉向選擇糖丸了。

艾哈邁德在報告中進一步解釋說，糖之所以戰勝古柯鹼，是因為大腦中感受糖的神經受體數量是感受古柯鹼的 14 倍。

7-6 高脂飲食如何導致慢性炎症？

脂肪是身體重要的能量來源，但並不是所有的脂肪都是好的。高脂飲食，尤其是飽和脂肪和反式脂肪，會對身體造成很大的負擔，並引發慢性炎症。

飽和脂肪：藏在紅肉裡的危機

脂肪可以分為飽和脂肪和不飽和脂肪。飽和脂肪是指在常溫下會凝固的油脂，不飽和脂肪是指在常溫下不會凝固的液體油脂。飽和脂肪，就是典型的會促進炎症的「壞」脂肪。

飽和脂肪主要存在於動物性食品中。包括：紅肉，比如豬肉、牛肉、羊肉；加工肉製品，比如熱狗、臘腸、香腸、培根、火腿和牛肉

乾；以及動物內臟等，這些食物都是飽和脂肪的重要來源。我們日常飲食中攝入的許多高脂肪食品，尤其是來自動物的脂肪，通常含有大量的飽和脂肪。

此外，黃油、乳酪、全脂牛奶和奶油等乳製品也是飽和脂肪的主要來源。

雖然大多數植物油中不含飽和脂肪，但椰子油和棕櫚油是例外。許多加工食品，如餅乾、蛋糕、洋芋片和速食等，含有大量的飽和脂肪，這些食品正是使用了棕櫚油、椰子油或氫化植物油來增加口感和延長保存期限。

飽和脂肪之所以會引起炎症反應，這主要和脂多糖有關。

當然，飽和脂肪和脂多糖是兩種不同的物質，但它們可以透過炎症反應在人體內相互關聯。脂多糖是一種存在於某些細菌細胞壁中的大分子。這種物質在細菌的結構中起著重要作用，但一旦進入人體血液循環系統，它就會刺激免疫系統，引發全身性的炎症反應。脂多糖的存在與許多炎症性疾病有關，如糖尿病、肥胖、慢性疲勞症候群等。

不過，脂多糖的危害只有進入血液後才會表現出來。那麼，脂多糖是怎麼進入血液呢？答案就是乳糜微粒。乳糜微粒是人類血漿中顆粒最大的脂蛋白。我們可以把它們看作是運輸膽固醇和脂肪的小卡車。乳糜微粒的主要功能是將腸道中的膽固醇和脂肪運輸到血液中。在這個運輸過程中，脂多糖也會被一同帶入血液。

一旦脂多糖進入血液後，一部分會被乳糜微粒繼續運輸到肝臟進行解毒處理。然而，多餘的脂多糖則會留在血液中，刺激免疫細胞，

引發炎症反應。如果我們攝入過多的飽和脂肪，就會增加乳糜微粒的數量，從而使更多的脂多糖被運輸到血液中。這就意謂著，高攝入飽和脂肪不僅會增加血液中的膽固醇和脂肪含量，還會攜帶更多的脂多糖進入血液，導致更嚴重的炎症反應。

除此之外，飽和脂肪還會導致細胞膜的脂質組成發生變化，使細胞膜變得更硬、更不靈活。細胞膜是細胞與外界環境進行物質交換和資訊傳遞的重要結構。當細胞膜變得不靈活時，會影響細胞之間的溝通和功能，從而引發炎症反應。

攝入大量飽和脂肪還會促使脂肪細胞分泌更多的促炎性細胞因數，如腫瘤壞死因數（TNF-α）和白血球介素-6（IL-6）。這些促炎性細胞因數會在全身引起炎症反應，導致各種慢性疾病。

另外，飽和脂肪還會增加低密度脂蛋白（LDL）膽固醇水準，LDL膽固醇通常被稱為「壞」膽固醇，因為它會在血管壁上積累，形成斑塊，增加心臟病和中風的風險。研究表明，攝入大量的飽和脂肪會顯著增加血液中的LDL膽固醇水準。這種斑塊會逐漸阻塞血管，導致動脈粥樣硬化，最終可能導致心臟病發作或中風。目前，飽和脂肪與心血管疾病的聯繫已經被多項研究證實。美國心臟協會建議限制飽和脂肪的攝入，以減少心臟病的風險。

反式脂肪：後天的脂肪

除了飽和脂肪外，不飽和脂肪裡也有「壞」脂肪——它就是反式脂肪。

反式脂肪是一種特殊類型的不飽和脂肪，與常見的天然不飽和脂肪不同，它由不飽和脂肪透過氫化過程形成。氫化過程是一種將氫氣添加到液態植物油中的化學反應，使油脂更加穩定並提高其熔點。簡單來說，氫化過程是為了讓液態的植物油變得更加固態。這不僅延長了食品的保存期限，還改善了食品的質地。舉個例子，人造奶油和起酥油如果沒有進行氫化處理，它們在室溫下會很快變質，影響口感和品質。

根據來源不同，反式脂肪可以分為兩類：天然反式脂肪和人工反式脂肪。天然反式脂肪主要存在於反芻動物的肉類和乳製品中，而人工反式脂肪則廣泛存在於部分氫化的植物油中。

反式脂肪主要存在於加工食品中，比如：

- 烘焙食品：如餅乾、蛋糕、派皮等。
- 油炸食品：如炸薯條、炸雞、洋蔥圈等。
- 人造奶油和植物起酥油：這些常用於烹飪和烘焙中。
- 即食食品：如泡麵、微波爆米花等。

儘管許多國家已經禁止或限制了人工反式脂肪的使用，但一些食品標籤上可能仍會出現「部分氫化油」或類似的成分，這表明其中含有少量反式脂肪，即使標籤上標注為「0 克反式脂肪」。

反式脂肪的危害比飽和脂肪的危害還要大。

1. 增加壞膽固醇，降低好膽固醇

反式脂肪會增加血液中的低密度脂蛋白水準，同時降低高密度脂蛋白水準。這就意謂著，反式脂肪不僅會使得壞膽固醇增加，還

會減少對心臟有保護作用的好膽固醇，從而大幅增加心血管疾病的風險。壞膽固醇過高會導致動脈硬化，這是心臟病和中風的主要原因。好膽固醇有助於將多餘的膽固醇運回肝臟進行處理，從而減少心血管疾病的風險。反式脂肪擾亂了這個平衡，增加了患病的風險。

2. **引起炎症反應**

   反式脂肪會在體內引起炎症反應。高水準的反式脂肪會導致全身性炎症，影響身體的免疫反應。研究發現，反式脂肪與高水準的炎症標誌物相關，這些標誌物包括 C 反應蛋白和白血球介素 -6。

3. **產生自由基**

   反式脂肪的氧化過程比正常脂肪更容易產生自由基。自由基是一種高反應性的化學物質，可以損傷細胞，包括免疫細胞，從而影響它們的功能。自由基的過度生成與多種慢性疾病有關，包括心臟病和癌症。自由基會對細胞的 DNA、蛋白質和脂質造成損傷，導致細胞功能障礙和死亡。長期來看，自由基的累積損傷會導致細胞老化和疾病。反式脂肪增加自由基的產生，進一步加劇了健康問題。

4. **延長代謝時間**

   研究發現，一般脂肪在身體裡大約 7 天左右就會被代謝，而反式脂肪的代謝時間超過了 60 天。這意謂著，反式脂肪會在體內停留更長時間，對健康造成更持久的影響。反式脂肪的長時間停留會導致其在體內的積累，從而對細胞和組織造成持續的損害。這種長期的負面影響使得反式脂肪的危害更加顯著。

因此,如果我們想要修復免疫系統,將反式脂肪從飲食中去除是必須的,這就告訴我們,一定要少吃加工食品,因為反式脂肪主要就存在於加工食品中。

7-7 抗發炎飲食怎麼吃?

有益脂肪裡的抗發炎成分

就可抑制人體出現炎症的各種營養素而言,目前最受關注的是全世界正積極研究的 EPA(二十碳五烯酸)和 DHA(二十二碳六烯酸)。具體來看,EPA、DHA 具備兩種層面的抗炎作用,一是間接妨礙炎症產生;另一個便是轉變成直接抑制炎症的介質。

EPA、DHA 都是營養補充品,多藏於魚油當中,具有多種有益身體的成分。尤其 EPA 多被視為有益血管的營養素;DHA 則被視為有益腦部的營養素。

其實,EPA、DHA 的本質也是脂肪。我們已經知道,脂肪可以分為飽和脂肪和不飽和脂肪,其中,飽和脂肪是會促進炎症的脂肪,不飽和脂肪中的反式脂肪也會促進炎症。

但其實,不飽和脂肪除了人造的反式脂肪外,還有很重要的天然不飽和脂肪,根據不同的化學結構,天然不飽和脂肪又可以進一步分成三種:ω-3 脂肪酸、ω-6 脂肪酸、ω-9 脂肪酸。

其中，ω-3 脂肪酸的代表是 EPA、DHA 和 a-亞麻酸（a-LinolenicAcid）。多含於魚油、紫蘇油、亞麻籽油、奇亞籽油、核桃等中。

ω-6 脂肪酸的代表是亞油酸，多含於紅花籽油、玉米油、大豆油、葵花籽油等。

ω--9 脂肪酸的代表是油酸。多含於橄欖油或部分品種改良的紅花籽油、葵花籽油等食用油中。

也就是說，想要獲得 EPA、DHA 這兩種抗發炎成分，就要多攝入 ω-3 脂肪酸，也就是多攝入魚油、紫蘇油、亞麻籽油、奇亞籽油、核桃等食物。不過，含 ω-3 脂肪酸的食用油有兩項缺點：一是容易氧化。二是不耐高溫，不適合拿來當烹調油。

因此，含 ω-3 脂肪酸的食用油的方式與攝取方法都必須多加留意。首先，在防止氧化這方面，不可將含 ω-3 脂肪酸的食用油放置在溫度較高或陽光直射的場所，建議放進冰箱保存。其次，開封後應儘快食用完畢。ω-3 脂肪酸的食用油一旦氧化，味道、營養價值都會改變，因此，可以以一個月為目標，儘早食用完畢。

穀物、薯類、豆製品裡的抗發炎成分

抗發炎成分：膳食纖維（代表食物有糙米、紅豆、綠豆等）

膳食纖維是植物中不能被消化的多糖，也就是質地較粗、不易咀嚼消化的部分，如小麥、白米的殼，水果的皮，蔬菜的莖等。

膳食纖維分為可溶性和不可溶性兩類。其中，可溶性膳食纖維具有吸水力，在體內膨脹後能帶給我們飽足感，而且它們還具有很強的吸附性，可以阻礙胃腸道吸收葡萄糖、脂肪酸等，降低炎症的發生率。

不可溶性膳食纖維不溶於水，有助於刺激腸道蠕動，改善便秘等。

充分攝取膳食纖維，可以降低罹患糖尿病、腸道疾病、心血管疾病等風險。

哥倫比亞大學公衛學院的研究顯示，膳食纖維攝取越多，發炎指數和心血管風險愈低，其中以全穀雜糧的發炎指數，下降幅度最大。要注意的是，由於大部分膳食纖維無法被人體吸收，腸胃不好的人可以適當減少膳食纖維的攝取量；消化能力弱一些的老人或兒童，則應該將富含膳食纖維的食物煮至軟爛後再食用。

抗發炎成分：黏蛋白（代表食物有山藥、芋頭、地瓜等）

黏蛋白是黏膜上皮分泌的「潤滑劑」，一般覆蓋在結膜、呼吸道、胃腸道等部位。不同的組織器官會分泌出不同的黏蛋白。例如，眼結膜分泌眼表黏蛋白，能保護、濕潤角膜，使淚液附著於眼表，避免眼睛損傷；胃黏膜上皮分泌胃黏蛋白，可以保護胃黏膜。如果體內的黏蛋白含量不足，黏膜上皮就容易受到損傷，增加了細菌、病毒等入侵的風險，容易引發胃炎、胃癌等疾病。

抗發炎成分：大豆異黃酮（代表食物有黃豆及其製品，如豆腐、豆干、豆漿）

大豆異黃酮是大豆類食物中含有的一種植物雌激素，如果攝入足夠的大豆異黃酮，有助於穩定人體的激素：當體內的雌激素不足時，它可以佔據雌激素受體；當體內的雌激素過多時，它可以發揮抑制作用。

並且，大豆異黃酮雖然本身並沒有清除自由基的功能，但它可以啟動體內抗氧化系統，促進麩胱甘肽過氧化酶的活性，能保護身體不受氧化損傷，進而達到降低癌症風險。流行病學研究表明，食用大豆異黃酮有可能降低乳腺癌的發病風險。

蔬菜裡的抗發炎成分

我們可以把蔬菜分為深色蔬菜和淺色蔬菜。深色蔬菜也就是顏色比較深的蔬菜，包括深綠色蔬菜、橙黃色蔬菜。相對於淺色蔬菜來說，深色蔬菜中含有更多對人體有益的抗發炎成分，有助於減輕炎症反應。

抗發炎成分：類胡蘿蔔素（代表食物有紅蘿蔔、深綠色葉菜、南瓜、綠花椰菜等）

類胡蘿蔔素是廣泛存在於自然界的天然色素，常見的類胡蘿蔔素有 α-胡蘿蔔素、β-胡蘿蔔素、玉米黃素、β-隱黃素、葉黃素、茄紅素。近年來，越來越多的研究發現，類胡蘿蔔素是一種對人體有很多好處的營養素，兼具抗氧化和免疫調節的功效。它可以直接作為抗

氧化劑來清除自由基，延緩細胞和機體的衰老。類胡蘿蔔素還能在人體中轉變成維生素A，有助於維持上皮細胞的正常代謝，調節免疫反應。

抗發炎成分：葉綠素（代表食物有深綠色蔬菜，如菠菜、地瓜葉、韭菜、綠花椰菜）

葉綠素在抗發炎上，可幫助減少細胞損傷，減輕及抗發炎反應，具有抗氧化作用，有助於抗癌、阻止自由基等作用。此外，葉綠素可以刺激免疫系統，增強人體免疫力，對抗病菌；還可以促進腸道蠕動，增加腸道菌群，幫助腸道消化吸收，及降低血壓和膽固醇，減少心臟病的風險。

抗發炎成分：麩胱甘肽（代表食物有蘆筍、高麗菜、番茄、小黃瓜）

麩胱甘肽的主要功能之一是抗氧化，可以幫助清除體內的自由基和過氧化物，維持細胞結構的完整性和功能的穩定性。如果體內的麩胱甘肽缺乏，炎症過程中生成的反應性代謝物，如自由基，就容易損傷組織器官。

水果裡的抗發炎成分

大部分水果中都含有成千上萬的抗發炎成分和抗氧化物，甚至其中一些成分直接是抗發炎細胞因數，可以消除體內自由基，減輕炎症。需要提醒的是，水果並非吃得越多越好，也不能夠代替蔬菜。

抗發炎成分：維生素 C（代表食物有奇異果、芭樂、釋迦、草莓、楊桃等）

維生素 C 最為人熟知的作用就是可以維護免疫系統的正常運轉，保護我們的身體不受外來物的侵害。維生素 C 還具有抗氧化作用，可以幫助清理體內的自由基，抑制炎症介質，從而預防炎症。一個成年人每天的維生素 C 建議攝取量：100~2,000 毫克，大約每天吃 250 公克新鮮水果，就可以獲得足夠的維生素 C。

抗發炎成分：花青素（代表食物有葡萄、桑葚、藍莓、櫻桃、蔓越莓等）

花青素是天然的植物色素，根據酸鹼度呈現出不同的顏色。一般來說，藍紫色、黑色的蔬菜或水果富含花青素。

作為日常蔬果中常見的抗氧化物質，花青素的抗氧化能力遠遠超過維生素 E 和維生素 C，它可以結合身體產生的自由基，減少其對身體的氧化損傷。

花青素還具有十分強大的抗炎作用，人體在發炎時會釋放一種名叫組織胺的化合物，花青素則抑制產生組織胺需要的酶，進而抑制炎症，有助於維持身體免疫系統的正常運轉。

抗發炎成分：生物類黃酮（代表食物有柑橘類、葡萄、木瓜、哈密瓜、李子等）

生物類黃酮又稱維生素 P，是多種具有類似結構和活性物質的總稱，是世界上最強的抗氧化劑，抗氧化能力是維生素 E 的 50 倍、維生素 C 的 20 倍。在身體中扮演著抗氧化劑的角色，對健康有許多益處，可幫助身體對抗病毒、抗發炎反應、致癌物、毒素與過敏物質。

此外，它所具有的抗氧化作用，可以阻止低密度脂蛋白的氧化作用，達到預防動脈粥樣硬化所產生的心臟病。還可防止血栓形成、中風、高血壓及糖尿病之併發症。還可以和有毒金屬元素結合，並將其運出體外，及穩定維生素 C 在體內的活性，加快傷口、扭傷及肌肉損傷的痊癒。

抗發炎成分：槲皮素（代表食物有蘋果、柑橘類水果）

槲皮素一般存在於水果和蔬菜的外皮，它是一種天然的植物類黃酮，也是一類植物色素，幫助形成許多水果和花卉的顏色。

槲皮素之所以引人注目，是因為具有抗氧化、抗發炎、抗過敏功效，槲皮素號稱「天然抗組織胺」。以它的結構來看，有比花青素有更高的抗氧化活性的結構，可以清除自由基。

抗發炎成分：鳳梨蛋白酶（代表食物是鳳梨）

吃完鳳梨後嘴巴裡總是澀澀的，這是因為鳳梨裡有鳳梨蛋白酶，它也稱為鳳梨酶或鳳梨酵素，在醫學上常被用來治療一些炎症。

作為一種蛋白酶，鳳梨蛋白酶的功效與作用是改善蛋白質吸收，幫助緩解從鼻竇炎到骨關節炎引起的各種炎症，還可以加速傷口癒合，治療一些皮膚病。一些研究還證明，鳳梨蛋白酶能夠預防和治療癌症。

還要注意的是，孕婦應當避免服用鳳梨蛋白酶補充劑，因為目前還沒有足夠的證據證明其對孕婦和胎兒是安全的。

7-8 改善腸道菌群是抗病關鍵

早在兩千五百年前，現代醫學之父希波克拉底斯就明智地觀察出「人體所有的疾病都起自腸道」。作為僅次於皮膚的人體第二大器官，腸道對人體健康的重要性毋庸置疑——腸道不僅是食物的消化場所，更是人體最大的免疫器官，可以說，腸道就是免疫系統的重鎮。而決定腸道能否正常發揮免疫功能的一個重要因素，就是腸道內的菌群是否平衡。

什麼是腸道菌群？

腸道菌群，其實就是寄居在人體腸道內的微生物群落。人體腸道中有超過 100 兆個細菌，分屬 100 多種菌屬，1000 多菌種。什麼概念呢？就是細菌是組成整個人體的細胞數目的 10 倍，如果秤重量的話，大約是 1.5kg。其中，90% 以上的屬於厚壁菌門和擬桿菌門，負責幫助消化食物和吸收營養。此外，還有一些其他的菌門，如放線菌門和變

形菌門等，它們雖然數量較少，但也在維持腸道健康中扮演著重要角色。

根據內不同的功能，腸道菌群又被分為三大類：有益菌（共生菌）、有害菌（致病菌）和條件有害菌（條件致病菌）。

有益菌（共生菌）是腸道菌群的主體，與人體是互利共生的關係，簡單來說，就是人體為細菌的生活提供生存場所和營養，而這些細菌則為人體產生有益的物質和保護人類健康。

常見的共生菌有各種雙歧桿菌、乳酸菌等。

雙歧桿菌廣泛存在於人和動物的消化道、口腔等環境中，它們通常在嬰兒的腸道中占主導地位，隨著年齡增長，比例會有所下降，但仍然是健康腸道的重要組成部分，占腸道有益菌的 99.9%。雙歧桿菌能產生乳酸，幫助維持腸道的酸鹼平衡，除了生成乳酸，雙歧桿菌還能生成有助於抑制炎症與過敏反應、促進免疫細胞增殖的乙酸。

乳酸菌是一類能夠利用可發酵碳水化合物產生大量乳酸的細菌的統稱。它們廣泛分佈於自然界，存在於乳製品、發酵食品以及人體的消化道和生殖道中。在人體中，乳酸菌主要棲息於小腸，占大腸有益菌的 0.1%。乳酸菌不僅可以提高食品的營養價值，改善食品風味，還具有抑制食品中的有害菌生長、維護人體健康的功能。比如，在發酵乳製品如優酪乳中，乳酸菌透過產生乳酸降低 pH 值，從而抑制病原菌的生長。在人體中，乳酸菌透過分解乳糖和其他糖類，能夠幫助身體更好地吸收鈣、鐵和其他礦物質，乳酸菌還能增強腸道屏障功能，促進免疫細胞的活性，減少過敏和感染的風險。

與有益菌相對,有害菌(致病菌)對人體有害無益,可以誘發疾病。有害菌一般不常駐在腸道內,從外界攝入後可以在腸道內大量繁殖,導致疾病的發生。常見的有害菌有沙門氏菌和致病大腸桿菌等。

沙門氏菌主要透過污染食物和水傳播,尤其是在未煮熟的禽肉、蛋類和未經處理的飲用水中最為常見。感染沙門氏菌會引起沙門氏菌病(Salmonellosis),其症狀包括腹痛、腹瀉、發熱和嘔吐。通常,症狀會在感染後 6 至 72 小時內出現,並持續 4 至 7 天。

雖然大多數大腸桿菌是無害的,但有一些致病型大腸桿菌會引起嚴重的健康問題。致病大腸桿菌(Pathogenic E. coli)中,最著名的是腸出血性大腸桿菌,人一旦感染便會出現嚴重腹瀉,並伴有腹痛、便血等症狀,病情嚴重者甚至會有生命危險。

很多因素會影響到腸道菌群的組成,包括遺傳、分娩方式、感染、抗生素的使用、營養狀況、環境壓力源、生活習慣和晝夜節律等。

條件有害菌(條件致病菌),顧名思義,是在一定條件下能夠導致疾病的細菌。這類細菌在腸道內比較少,通常由於大量共生菌的存在,條件有害菌並不容易大量繁殖以致對人體造成危害,常見的條件有害菌是腸球菌和腸桿菌、腸球菌等。

腸球菌(Enterococcus)是一類革蘭氏陽性菌,常見於人和動物的腸道內。它們在健康人體內通常不會引起疾病,但在免疫力低下或醫院環境中,這些細菌可能成為病原體。

腸桿菌(Enterobacteriaceae)是一類革蘭氏陰性菌,包括許多種類,如大腸桿菌、克雷伯氏菌和沙門氏菌等。

形形色色的腸道菌群彷彿形成了一個生態圈。它們數量眾多，各自發揮著複雜的作用。美國國立衛生研究院曾做出這樣的評論：「也許人體的各個身體部位都棲息著數以億計的微生物，其數量可能堪比亞馬遜熱帶雨林中的生物或撒哈拉沙漠中的沙子。」

有益菌為什麼這麼重要？

我們還是嬰兒時，有益菌就已經在幫助免疫細胞正常生長和保持平衡方面發揮著巨大的作用。有益菌還能幫助免疫系統瞭解自身組織與異物之間的區別，免疫細胞也因此對這些有益菌產生了耐受性，不會殺滅它們。

有益菌對免疫系統的每一道防線都有重要影響。研究發現，人體內有益菌的情況發生變化會對 T 細胞產生重大影響。T 細胞是免疫系統的重要組成部分，T 細胞有三種類型，都受到了有益菌的調節。

- 輔助性 T 細胞：可以啟動其他免疫細胞，如 B 細胞和殺傷性 T 細胞。輔助性 T 細胞透過分泌細胞因數來調節免疫反應，確保免疫系統能夠迅速應對入侵者。但有時候，輔助性 T 細胞會過度活躍，導致免疫反應無法停止。而有益菌可以幫助調節輔助性 T 細胞的活性，防止它們過度反應，從而避免免疫系統攻擊身體的正常組織。

- 殺傷性 T 細胞：這些細胞直接攻擊和摧毀被感染的細胞或癌細胞。殺傷性 T 細胞能夠識別並殺死被病毒感染的細胞，從而阻止病毒的擴散。有益菌能夠調節殺傷性 T 細胞的數量

和功能，確保它們在必要時能夠迅速回應並摧毀被感染的細胞，但不會過度攻擊正常細胞。

- 調節性 T 細胞：作用是抑制免疫反應，防止免疫系統過度活躍，從而保護身體的正常組織免受免疫系統的攻擊。這對於預防自體免疫性疾病非常重要，因為自體免疫性疾病通常是由於免疫系統攻擊身體自身的組織引起的。而有益菌還能促進調節性 T 細胞的功能，幫助它們抑制免疫反應。

有益菌還能促進人體產生保護性抗體——免疫球蛋白 A（IgA），它是一種由免疫系統產生的用於對抗異物的化合物，主要存在於黏膜表面，是腸道的主要防禦工具之一。IgA 可以直接與病原體和毒素結合，使其失去活性，從而防止它們附著在黏膜表面並侵入體內，IgA 還能夠調節局部和系統性的免疫反應，防止免疫系統過度反應，從而避免過敏和自身免疫性疾病的發生。腸道有益菌，比如雙歧桿菌和乳酸桿菌能顯著促進 IgA 的產生，這些有益菌能夠刺激腸道中的免疫細胞，如 B 細胞，促使它們分泌 IgA。如果你想知道腸道免疫系統是否在正常工作，方法之一就是檢測血液、糞便和唾液中 IgA 的水準。

有益菌可以產生短鏈脂肪酸（SCFA），比如乙酸、丙酸和丁酸，這些脂肪酸是消化道細胞的重要養料。它們不僅能夠增強細胞機能、保持細胞健康，還對腸黏膜的形成有重要幫助。

腸黏膜是一道保護屏障，讓食物與異物留在腸道內，而不是進入身體的其他部位。人的腸道如果被全部展開，比一座網球場還大，因此這樣一道屏障的構建絕非易事。而有益菌產生的短鏈脂肪酸能夠刺激腸道上皮細胞分泌黏蛋白，這些黏蛋白形成了一層保護性的黏液

層，覆蓋在腸道表面。這層黏液不僅能物理上阻擋病原體和毒素的侵入，還能為腸道內的有益菌提供一個穩定的環境。

並且，有益菌與免疫細胞相互作用，能夠保護人體免受感染，維持腸黏膜的屏障功能，阻止外源蛋白和感染因數滲入血液。如果這道屏障被破壞，人體就有可能患上腸漏症，這種病繼而會引發自身免疫性疾病。

我們經常接觸到來自清潔劑、殺蟲劑、食物添加劑和空氣的毒素。有益菌能夠幫助人體代謝這些毒素，即透過改變毒素的結構使其危害變小。有益菌還能製造能促進消化的酶。其中一些酶能夠幫助身體分解麩質。麩質是普通小麥、大麥、斯佩爾特小麥和卡姆小麥所含的一種蛋白質。麩質是一種危險的蛋白質，經常會引起過敏反應和其他免疫反應。

總的來說，腸道中有足夠的有益菌的話，過敏症和自身免疫性疾病發生的概率將減少。相應地，平衡腸道菌群是治療這些疾病的一大關鍵。

失衡的腸道生態

就像森林一樣，我們的腸道菌群也是一個生態系統。

如果腸道中的有益菌太少，腸道生態將失調。有時還伴有有害的細菌、酵母菌和寄生蟲過度繁殖的現象，這會令腸道生態失調變得更加嚴重，從而引發各種腸道症狀。很多人患有腸易激綜合症，有慢性便秘、腹瀉、排氣、腹脹、腹部絞痛或進食後噁心等症狀，背後其實就是腸道菌群的失衡。

更糟糕的是，除了出現消化問題，腸道生態失調還會對免疫系統產生影響，特別是有益菌群的下降和致病菌群的擴增，就會引起慢性炎症，還會導致免疫紊亂，引發一系列疾病。2012 年，發表於《Immunity》的一篇文章證實：健康的腸道菌群可以增強機體免疫力，這項研究使用了兩組小鼠，正常的腸道菌群小鼠和無菌小鼠。實驗結果發現，無菌小鼠的固有免疫細胞（自然殺傷細胞和單核吞噬細胞）的功能受到影響，免疫系統無法發揮正常作用，並最終患病。

腸道菌群和免疫系統之間的互動不僅在早期的免疫訓練中發揮作用，還在我們的整個生命中持續影響著體內的炎症水準——腸道細菌及其代謝產物不僅可以訓練免疫細胞，還能夠根據它們的平衡和豐富程度，安撫或觸發免疫系統的炎症反應。

研究發現，雙歧桿菌和乳酸桿菌等有益菌在發酵膳食纖維時，會產生短鏈脂肪酸，比如丁酸。丁酸不僅能為腸道黏膜細胞提供燃料，增強腸壁屏障功能，從而防止慢性炎症，還可以刺激調節性 T 細胞（Tregs），這些細胞負責安撫免疫系統，幫助維持免疫穩態。

越來越多的研究表明，腸道菌群的組成可以顯著影響抗發炎細胞因數 IL-10 的產生。IL-10 是一種強大的抗發炎細胞因數，能夠抑制過度的免疫反應，保護我們的身體免受炎症的侵害。然而，不平衡的腸道菌群，也就是我們常說的菌群失調，會帶來一系列問題。特別是當有害細菌，如革蘭氏陰性細菌，其細胞外壁含有脂多糖（LPS），這種內毒素會促進炎症反應。如果這些細菌死亡後，LPS 被釋放到周圍環境中，並穿過腸道黏膜進入血液，就會導致慢性全身性炎症。

另外，在健康的腸道中，腸道上皮屏障會阻止大多數內毒素啟動腸道免疫系統。然而，不健康的腸道菌群多樣性會導致許多問題，其中之一就是腸道通透性增加，這通常被稱為「腸漏」。當這種情況發生時，更多的脂多糖會進入身體，觸發免疫系統的炎症警報，導致慢性全身性炎症。

腸道屏障的破壞還與許多慢性疾病有關，比如炎症性腸病、糖尿病和心血管疾病。特別是對於炎症性腸病，研究發現，患病個體的腸道菌群中，有益菌的數量顯著減少，而有害菌的數量則增加。這種菌群失調不僅會破壞腸道屏障，還會導致更多的炎症因數進入血液，加劇全身性炎症。

透過大便來判斷腸道是否健康？

判斷腸道菌群是否平衡的一個直觀方法是透過觀察大便的狀態。透過日常的排便觀察，我們可以瞭解腸道環境的狀況，並根據大便的狀態調整飲食和生活方式來改善腸道健康。

首先是大便的外觀。健康的腸道菌群通常會產生質地適中、外觀均勻的大便。理想的大便應該是：

- 粗且長：這表明膳食纖維攝入充足。膳食纖維不僅幫助腸道蠕動，還為有益菌提供營養，促進腸道菌群的健康。
- 表面光滑：質地柔軟，表面光滑的大便表明消化系統正常運作，食物得到了充分的分解和吸收。
- 能盤成團：這種形態的排便是腸道健康的重要標誌，說明腸道菌群處於較為平衡的狀態，消化吸收功能良好。

- 顏色呈棕黃色：這是健康大便的標準顏色，說明消化系統功能正常，食物經過適度的消化吸收，排泄的廢物也保持正常狀態。

- 氣味不刺鼻：正常的大便雖然有氣味，但不應該有刺鼻的惡臭。氣味過重或異常可能表明食物在腸道內腐敗、發酵產生了有害物質。

不健康的大便可能會出現三個信號：

- 顆粒狀大便：大便呈顆粒狀，形似羊糞，通常是便秘的表現。這種情況可能是腸道內有害菌過多，食物殘渣停留在腸道內時間過長，膳食纖維攝入不足，腸道蠕動變慢。

- 稀薄或水樣大便（腹瀉）：腹瀉是腸道菌群失衡的表現之一，可能是因為有害菌佔據主導地位，腸道無法正常吸收水分。長期腹瀉也會導致有益菌大量流失，進一步加劇腸道失衡。

- 大便特別臭：如果大便氣味異常刺鼻，說明腸道內的食物殘渣沒有得到充分消化，發生了腐敗。這種情況通常與腸道內有害菌增多、蛋白質過度發酵等有關。腸道內的有害菌產生了硫化氫、甲烷等物質，導致大便臭味加重。

此外，理想的排便量應該在每天 200-300 克之間。這意謂著消化系統處理得當，食物被充分消化，廢物被正常排出。如果每天的排便量少於 200 克，可能意謂著膳食纖維攝入不足。膳食纖維在腸道中不僅能促進排便，還能為腸道內的有益菌提供營養，幫助它們繁殖、維持菌群平衡。

7-9 │ 如何保持腸道菌群平衡？

富含膳食纖維的食物

保持腸道菌群平衡的關鍵在於飲食，比如，多吃富含膳食纖維的食物。

膳食纖維是一種不能被消化酶分解的碳水化合物，主要分為兩類：可溶性纖維和不可溶性纖維。

可溶性纖維能夠溶解在水中，形成一種類似凝膠的物質。這種纖維有助於減緩食物透過消化道的速度，增加飽腹感，穩定血糖水準，並有助於降低膽固醇。可溶性纖維的主要來源包括燕麥、豆類、蘋果、香蕉和漿果。

不可溶性纖維不能溶解在水中，主要增加糞便的體積，有助於促進腸道蠕動，防止便秘。不可溶性纖維的主要來源包括糙米、青花菜、紅蘿蔔和菠菜。

膳食纖維是腸道有益菌的主要「食物」，因為纖維會在腸道內發酵，成為有益菌的養料，從而促進有益菌的生長和繁殖。

在大腸中，細菌會發酵可溶性纖維，產生短鏈脂肪酸，如乙酸、丙酸和丁酸。這些短鏈脂肪酸對腸道健康至關重要，能夠提供能量、減少炎症，並保持腸道上皮細胞的健康。充足的纖維攝入能夠促進雙歧桿菌和乳酸桿菌等有益菌的繁殖。這些菌群有助於抵抗有害菌的入侵，維護腸道菌群的平衡，從而增強免疫力。

- 蔬菜：比如青花菜、紅蘿蔔和菠菜。這些蔬菜不僅富含膳食纖維，還含有豐富的維生素、礦物質和抗氧化劑，能夠保護腸道細胞，促進整體健康。青花菜中的纖維還能幫助控制血糖水準，紅蘿蔔中的纖維能促進消化，而菠菜中的纖維則有助於預防便秘。

- 水果：如蘋果、漿果。這些水果含有大量的可溶性纖維，特別是果膠，可以降低膽固醇，穩定血糖水準。蘋果中的纖維可以增加飽腹感，漿果中的纖維則富含抗氧化劑，有助於保護腸道細胞。

- 全穀物：燕麥米、糙米。全穀物食品富含可溶性和不可溶性纖維，能夠促進腸道蠕動，防止便秘，並且有助於降低心血管疾病的風險。燕麥中的纖維可以降低膽固醇，糙米中的纖維能增加飽腹感。

- 豆類：黑豆、扁豆和豌豆等。豆類食品富含可溶性和不可溶性纖維，能夠促進腸道健康，穩定血糖，並且提供豐富的植物蛋白。黑豆中的纖維可以幫助消化，扁豆中的纖維能穩定血糖，豌豆中的纖維則有助於降低膽固醇。

發酵食品

《韋氏大詞典》將發酵定義為「由酶控制的有機物質的轉化過程」。簡單來說，發酵就是細菌將難以消化、乏味甚至有毒的化合物轉化成營養豐富的食物的過程。微生物會透過大量的酶將那些可能會使

我們生病甚至喪命的毒素分解掉，將糖、澱粉和纖維素轉化它們所需的各種維生素、氨基酸、核酸和脂肪酸等物質。

當我們吃發酵食品時，雖然消化液會攻擊並殺死許多微生物，但是倖存的微生物能夠存活並繁殖在腸道內，幫助維持腸道菌群的平衡。這些倖存的益生菌能夠抑制有害菌的生長，促進有益菌的增殖，從而增強免疫系統。而那些被消滅的微生物則將它們的營養物質貢獻給了我們。

我們已經知道，那就是細菌和真菌並不是完全對人體有害的，甚至它們大部分時間都是對人體有益的。

舉個例子，如果空氣中沒有酵母菌，我們的麵包就永遠無法發酵。20世紀60年代，醫生們發現，貧窮的土耳其家庭總會有孩子患侏儒症，這最初被歸因為基因突變。但是，由於找不到基因缺陷，研究人員便開始尋找營養方面的問題。結果發現，那些患者及母親體內的鋅和其他礦物質含量都比較低。進一步的調查表明，食用未經發酵的麵包，是導致他們體內礦物質不足的原因。

小麥跟其他種子一樣，都含有一種叫作植酸的化合物。植酸能與礦物質結合，使礦物質在種子發芽前一直處於不被消耗的狀態。酵母菌和其他微生物中含有植酸酶，能夠分解種子中的植酸，釋放出鋅、鈣、鎂等礦物質元素。侏儒症孩子的父母購買了廉價的未經發酵的麵包，又沒錢購買可以提供鋅和鎂的肉類，這就是導致他們的孩子患侏儒症的直接原因。

常見的發酵食物有優酪乳、乳酪、泡菜、醋等等。

益生菌補充劑

想要調整腸道菌群，還可以攝入一些益生菌補充劑，現在市面上有很多益生菌產品，其功效也是五花八門，所以需要我們小心甄別。之前就出過一個新聞：養樂多宣傳益生菌可防治新冠被罰 45 萬。因為它們宣傳「益生菌在新冠病毒防治中有重要作用」等。

首先，可以明確的是，在臨床實踐中，益生菌製劑用於特定疾病的治療已得到了國內外權威指南的推薦。但這並不能夠一刀切地認為益生菌一定對健康有益。事實上，目前國內外關於益生菌對健康獲益的研究結論仍有爭議。

另外，益生菌只有達到一定的數量時才能發揮有效的作用。通常是要達到億級、十億級、甚至是達到百億級這樣的水準，目前研究結果表明，每天至少食用 100 億活的益生菌，才能對機體起量變到質變的作用。

但這又有一個問題，益生菌的作用具有明顯的菌株特異性和劑量依賴性，某一菌株的治療作用並不代表本屬或本種的益生菌均具有這一作用。不同的菌株發揮作用所需的劑量不同，甚至同一菌株針對不同的疾病所需的劑量也可能不同。

舉個例子，乳酸菌，大家都很熟悉了，現在很多產品裡面都說自己添加了乳酸菌，優酪乳就不用說了，甚至還出現了乳酸菌巧克力、乳酸菌片和乳酸菌飲料等。

但是，乳酸菌是能夠產生大量乳酸的細菌的統稱，其品種多種多樣。而我們的腸道菌群其實是由出生到 18 個月內定居在人體腸道內

的細菌及其同類組成。如果攝入的乳酸菌和腸道內的「原住民」合不來，再好的乳酸菌也沒辦法發揮出應有的效果。而且有些加工食品中含有破壞腸道環境的添加劑，多吃反而對身體有害，需要格外小心。

除了益生菌，還有一種很火的產品，叫益生元。那麼，什麼是益生元呢？益生元是一種營養成分，它就像是益生菌的食物，可以促進益生菌的生長，同時抑制有害細菌的繁殖。

比如，低聚糖，就是一種非常經典的益生元。很多商家也推出了各種添加了低聚糖的食品，比如低聚糖優酪乳。

低聚糖是以糖苷鍵結合的若干個單糖分子，難以被胃和小腸消化吸收，更容易到達大腸。它不以糖的形式被人體吸收，所以攝入後不會造成血糖升高。而且它還是最具代表性的有益菌雙歧桿菌的營養來源。雙歧桿菌的增加有助於維持腸道環境的平衡，因此要想增加腸道內的有益菌，多吃含有低聚糖的食品是個不錯的方法。

但問題是，很多產品雖然宣稱添加了低聚糖，但是到底添加了多少，以及又添加了多少添加劑。所以，如果要補充低聚糖，也可以多吃富含低聚糖的食品，比如大豆、洋蔥、大蒜、玉米等。

7-10 提高免疫力，學會動起來

大多數人都聽過這樣一句話「生命在於運動」，這不僅因為運動能讓我們感覺良好，還因為長期堅持運動能顯著增強身體機能，提高免疫力，促進健康。

首先，運動能顯著提高免疫細胞的數量和功能。特別是中等強度的有氧運動，如快走、慢跑或騎自行車，每次持續 30-45 分鐘，每週 3-5 次，有助於增加體內自然殺傷細胞（NK 細胞）、T 細胞和 B 細胞的數量和活性。這些免疫細胞在抵禦病毒和細菌感染中起關鍵作用。研究發現，規律運動的人群中，NK 細胞的活性顯著高於久坐不動的人。這表明，適度運動能夠增強免疫系統的第一道防線，快速識別和消滅入侵的病原體。

其次，慢性炎症是多種慢性疾病的根源，包括心臟病、糖尿病和某些癌症。研究表明，規律運動能夠降低體內的慢性炎症水準。運動過程中，肌肉細胞釋放出一種名為肌肉因數的物質，這些物質可以透過減少炎症因數如 C 反應蛋白（CRP）和腫瘤壞死因數（TNF-α）的水準，來抑制炎症反應。每週 150 分鐘的中等強度運動能顯著降低 CRP 水準，從而減少慢性炎症的發生。

此外，適度運動還能夠改善免疫系統的調節功能，幫助身體更有效地應對病原體的入侵。運動可以促進免疫細胞在血液和淋巴系統中的迴圈，使其能夠更快地到達感染部位。運動還可以透過調節皮質醇等應激激素的分泌，來增強免疫系統的穩定性。高強度的短期壓力會抑制免疫功能，但適度的長期運動則有助於減輕壓力對免疫系統的負面影響。

久坐不動的危害

久坐不動已經成為現代社會的一個普遍現象，久坐不動不僅會對整體健康有害，還會對免疫系統產生負面影響。

首先，長時間坐著會導致體態不良，這包括肩膀前傾、背部彎曲和頸部前傾等。體態不良會影響到呼吸的深度和效率。當呼吸變淺時，氧氣供應減少，進而影響到全身的血液迴圈。

　　正常的血液迴圈對於免疫系統的效率至關重要，因為血液不僅攜帶氧氣到身體各個部位，還運輸免疫細胞到需要抵禦外來侵害的地方。

　　而當我們長時間坐著不動時，肌肉的活動顯著減少，尤其是下肢肌肉。肌肉活動不僅幫助血液迴圈，也透過機械壓力效應促進淋巴流動，從而支持免疫細胞的運輸。肌肉活動的減少會導致血液和淋巴流動性下降，這直接影響到免疫細胞的效率，減慢它們對病原體的回應速度。

　　淋巴系統是免疫系統的重要組成部分，負責運輸免疫細胞和清除體內廢物。肌肉收縮和放鬆產生的機械壓力有助於淋巴液的流動，從而促進免疫細胞的運輸。當肌肉活動減少時，淋巴流動減慢，導致免疫細胞難以迅速到達感染部位。

　　久坐不動還會影響自主神經系統的平衡。自主神經系統包括交感神經系統和副交感神經系統，前者負責「戰或逃」反應，後者負責「休息和消化」反應。正常情況下，這兩者應保持平衡，但長時間坐著會導致血液流速減慢，心臟輸出量減少，從而使交感神經系統不活躍，而副交感神經系統相對活躍。這種失衡會影響激素的釋放，進而影響免疫系統的功能。

　　對免疫系統而言，「多走路」絕對是個好習慣，因為走路的動作有助於促進血液迴圈，平衡自主神經，還能促進激素分泌，改善睡眠。

運動強度越高越好嗎？

適度的運動通常對免疫系統有積極的促進作用，但當運動強度或頻率超過身體的恢復能力時，其效果可能適得其反。

運動中有一個概念，叫做開窗現象。所謂開窗現象，其實就是指在高強度運動後，免疫力出現急劇下降的現象，這個狀態短則持續 3 小時，長則可達 72 小時，這段時間被稱為「開窗期」，此時免疫系統最為虛弱。

之所以會有「開窗期」的存在，是因為高強度運動會導致應激激素的急速升高，血壓和血流發生變化。此時，淋巴系統中的免疫細胞大量進入血液，使得淋巴細胞的濃度下降，繁殖分化和活性能力也隨之降低。此外，交感神經對免疫能力的抑制、激素平衡的破壞以及血糖濃度的降低都會進一步抑制免疫功能。結果是一系列連鎖反應導致免疫力臨時下降。

在「開窗期」暴露在人群中或公共場所，更容易被細菌和病毒感染。專業運動員和經常健身的人士在「開窗期」也同樣容易生病。

7-11 放輕鬆：偶爾偷懶不會毀掉健康

在忙碌的現代生活中，健康管理成了我們不可忽視的目標。而所謂的健康，不僅僅是身體上的無病無痛，更是心理上的平衡與舒適感。說到健康管理，最重要的其實是「持之以恆不勉強」，把健康管理融入日常生活，做到輕鬆自在，不壓抑自己。畢竟，強迫自己做任何

事，最後都會因為倦怠而難以為繼。所以，健康管理的關鍵是找到適合自己的節奏，並讓它成為自然的一部分。

今天，很多人在制訂健康管理計畫時，總是試圖給自己設定嚴格的「健康規章制度」，每餐吃多少，運動多少時間，什麼時間段做什麼事，一絲不苟地執行。然而，健康管理並不是軍事化的訓練。我們每個人的身體狀況、情緒狀態、工作壓力都在時刻變化，所以即使無法每天嚴格執行計畫，也沒必要覺得有罪惡感。

偶爾的偷懶和放鬆，不僅不會損害你的健康，反而有助於緩解壓力，讓你保持健康的心態。重要的是，別讓偷懶後產生的內疚感影響到自己的情緒。健康管理的關鍵不在於追求完美，而在於靈活應對，適度調整。一個人如果經常因為「沒達標」而自責，實際上給自己帶來的心理負擔遠遠比那天沒有完成計畫的實際影響大。

也就是說，健康管理不是一定要「規劃性強」或者「任務繁重」，反而應該是輕鬆自然，融入日常生活的點滴習慣。假如你是個「懶人」，不喜歡複雜的計畫，你就可以選擇簡單的健康方式，比如「一天只吃一兩頓飯」。這並非嚴格的健康建議，但卻是一種簡單易行的生活方式──空腹時感覺身體輕鬆、頭腦更清晰，同時還幫助維持健康。

當然，如果遇到需要社交應酬的場合，也不必勉強自己遵守「飲食計畫」。在那些場合，適當放鬆自己，享受美食的樂趣，遠比硬著頭皮執行所謂的健康規矩重要得多。健康管理的核心，不是壓抑自己的快樂，而是找到一個既能維持健康又能享受生活的平衡點。

其實，很多時候，我們在制定健康目標時，往往只關注結果，但其實動機的轉變也是一種保持動力的方式。比如說，泡半身浴不僅僅

是為了健康，它還可以帶來美膚和減重的效果。如果把它當作一種美容方式，而不僅僅是健康管理的一部分，那麼你就更容易堅持下來。

再比如，照鏡子的時候多對自己微笑。這聽起來像是個簡單的動作，但這種微笑會在心理上給你帶來積極回饋，幫助你保持良好的心態。一個對自己微笑的人，往往更有動力去繼續做對自己有益的事，健康生活自然就能更好地持續下去。

想要輕鬆健康管理？以下是幾個可以輕鬆融入日常生活的小習慣，不妨試試看：

1. 慢慢吃、少吃但不挨餓：許多人為了健康會嚴格控制飲食，但實際上，適當的節制反而更容易持續。慢慢吃、細細品味每一口食物，既可以享受美味，也能幫助消化，不用為了健康勉強自己。

2. 簡單運動勝過複雜鍛鍊計畫：有些人計畫每天去健身房、跑步，但這些繁重的運動計畫往往因為忙碌或疲憊難以堅持。相反，每天利用零碎時間，做一些簡單的伸展運動，步行代替短途開車等，更容易持之以恆。

3. 泡半身浴或熱水泡腳：這是一個既享受又健康的習慣，可以放鬆肌肉、促進血液迴圈，還能幫助睡眠。將它與美容或瘦身結合起來，健康和愉悅感兼得。

4. 保持心情愉快：多與朋友和家人交流，保持積極的心態，好的情緒同樣是健康的重要組成部分。很多時候，健康不光是「外在」的，還與心情密切相關。

5. 不必每天都達標：健康管理不是一場考試，沒有必要每天都給自己打分數。偶爾的一次懈怠或偷懶完全不會影響大局，只要總體上保持健康的生活習慣就好。

健康管理是長期的、可持續的事情。關鍵在於找到適合自己的方式，不必和別人比較，更不要壓抑自己。偶爾偷懶是人之常情，不要讓自己陷入自責的泥潭。健康並不是短期內就能達到的狀態，而是一種生活態度。只要你能持之以恆地關注自己，放鬆心態，逐步改善日常生活中的小習慣，身體和心理都會得到更好的平衡。

保持心情愉悅，身體和生活的健康狀態都會變得更加自然流暢。這就是健康管理的真正意義——不追求完美，而是不斷調整，找到讓自己舒服的生活節奏，健康也會隨之而來。

Note

Note

博碩文化

博碩文化